INSUFICIENCIA CARDÍACA:

UN ENFOQUE MULTIDISCIPLINAR

José López Castro (coordinador)

Insuficiencia cardíaca: un enfoque multidisciplinar

© José López Castro (coordinador)

ISBN: 978-84-9948-132-6
Depósito legal: A-1056-2010

Edita: Editorial Club Universitario Telf.: 96 567 61 33
C/ Cottolengo, 25 – San Vicente (Alicante)
www.ecu.fm

Printed in Spain
Imprime: Imprenta Gamma Telf.: 965 67 19 87
C/ Cottolengo, 25 – San Vicente (Alicante)
www.gamma.fm
gamma@gamma.fm

AUTORES

Alberto del Álamo Alonso
  MAP, C. de Salud Nóvoa Santos (Ourense).

Ovidio Fernández Álvarez
  Jefe de Servicio de Medicina Interna, Residencia Cristal. CHOU.

Verónica Fernández Rodríguez
  DUE. UAD Monforte de Lemos (Lugo).

José López Castro.
  Doctor en Medicina. FEA de Medicina Interna. CHOU.

María José Nieto Montesinos
  DUE. Supervisora de Medicina Interna. Hospital Santa María Nai.
  CHOU.

Miguel Pérez de Juan Romero
  Doctor en Medicina. Jefe de Servicio de Cardiología. CHOU.

Manuel de Toro Santos
  Jefe de Servicio de Medicina Interna, Hospital Sta. M.ª Nai.
  CHOU.

ÍNDICE

PRÓLOGO

Esta guía de insuficicencia cardíaca está hecha por médicos de Atención Primaria y Hospitalaria (Cardiólogos e Internistas) y por personal de Enfermería, tratando con ello de representar a los diferentes colectivos implicados en el manejo de esta patología tan prevalente y que en la actualidad precisa un abordaje multidisciplinar. Va dirigida a **TODOS** los profesionales sanitarios (facultativos y no facultativos) que manejan en su quehacer diario a los pacientes con esta enfermedad.

Su objetivo es convertirse en instrumento en donde poder consultar con facilidad y rapidez los protocolos diagnósticos y pautas terapéuticas de aquellas situaciones clínicas relacionadas con la insuficiencia cardíaca que más comúnmente nos podemos encontrar en nuestra práctica diaria. La guía se ha dividido en secciones que hacen más rápida e intuitiva la búsqueda de la información que precisamos.

Finalmente, y he aquí lo novedoso de esta obra, hemos buscado retratar las particularidades de la IC que predomina en nuestro medio (Área de Salud y comunidad autónoma) a través de la extrapolación de los resultados fundamentales del Estudio EPICOUR finalizado en 2008 y hemos dedicado un capítulo a reseñar los errores evitables más frecuentes en su diagnóstico y tratamiento.

José López Castro
Coordinador del
estudio EPICOUR

José Ramón González Juanatey
Jefe del Dpto. de Medicina
Univ. de Santiago de Compostela

DEFINICIÓN Y CONCEPTO

A. del Álamo Alonso

La insuficiencia cardíaca (IC) constituye, en este momento y en nuestro medio, un problema sanitario importante por la elevada y progresiva morbimortalidad que conlleva y el elevado coste humano, técnico y económico derivado de su atención. Estos pacientes, debido al curso crónico de la enfermedad y a las frecuentes agudizaciones, presentan una calidad de vida limitada y, dejados a su libre evolución, una alta tasa de letalidad, aun con el tratamiento adecuado.

La elevada presencia de los factores causales en la población, como el envejecimiento progresivo, la mayor supervivencia de los enfermos con cardiopatía o la mejora de los tratamientos, hacen que su incidencia vaya progresivamente en aumento.

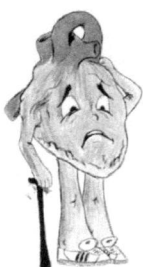

Por lo tanto, los retos actuales para el Médico de Atención Primaria son: entender el problema, saber prevenirlo, diagnosticarlo precozmente y, por último, realizar un tratamiento y seguimiento adecuados.

Se considera a la IC como un síndrome clínico complejo y, desde una perspectiva fisiopatológica, representa una situación en la que se reduce el gasto cardiaco por afectación de la capacidad ventricular de llenado o expulsión de sangre, debido a trastornos cardíacos estructurales o funcionales, siendo el corazón incapaz de satisfacer los requerimientos metabólicos tisulares o que, para conservarlos, se deban mantener compensatoriamente presiones de llenado por encima de lo normal.

Sin embargo, dado que el diagnóstico de IC no debe ser único, como recomienda la *Sociedad Europea de Cardiología*, a la hora de establecer el mismo, hay que tener presentes los datos aportados por la valoración clínica, el examen físico y las pruebas complementarias. Por lo tanto según esta Sociedad para definir la IC precisaríamos:

1. Síntomas de IC (en reposo o durante el ejercicio).
2. Evidencia objetiva (preferiblemente por ecocardiografía) de disfunción cardíaca (sistólica y/o diastólica) –en reposo–, y en los casos de diagnóstico dudoso.
3. Respuesta al tratamiento dirigido a la IC.

En cualquier caso, no hay valores de corte precisos en las medidas de disfunción valvular, cardíaca o ventricular o en los cambios de flujo, presión, dimensión o volumen que puedan utilizarse globalmente y de forma indiscutible para identificar a los pacientes con fallo cardíaco.

ETIOLOGÍA

O. Fdez. Álvarez

El síndrome de IC puede estar condicionado por múltiples causas y su reconocimiento tiene implicaciones en el enfoque diagnóstico, terapéutico, preventivo y pronóstico. Cuando hacemos el diagnóstico inespecífico de "IC" debe figurar además el tipo de cardiopatía estructural, los factores de riesgo que la han propiciado y los factores desencadenantes del episodio agudo.

Desde el punto de vista didáctico se pueden considerar tres tipos de causas de IC: predisponentes, determinantes y precipitantes.

A. **Causas predisponentes**, también llamadas factores de riesgo, son marcadores, que se asocian con una mayor probabilidad de aparición de IC y pueden identificarse en la población sin cardiopatía o sin síntomas de IC. Se dividen en (3):

1. **Causas predisponentes etiológicas.** Son las alteraciones, congénitas o adquiridas (en circulación coronaria, pericardio, miocardio, endocardio, válvulas cardíacas), que producen una disfunción de la fisiología normal del corazón. La principal es la **cardiopatía isquémica**. El riesgo de desarrollar IC tras un IAM se multiplica por 10 el primer año y por 20 en los sucesivos. La miocardiopatía dilatada y las cardiopatías congénitas son otras etiologías de IC predisponentes menos prevalentes en la población.

2. **Causas probablemente etiológicas.** Se asocian con una mayor incidencia de IC y se puede considerar que son condicionantes necesarios pero no suficientes. Sólo si no son tratadas o se asocian a otros factores el paciente acabará desarrollando IC. La principal es la hipertensión arterial (HTA), especialmente prevalente en mujeres con IC. Según el estudio Framingham, el riesgo de IC se duplica en la población que presenta HTA ligera y se cuadriplica cuando los valores de presión arterial superan los 160/95 mm Hg. Si además existe hipertrofia de ventrículo izquierdo (HVI), el riesgo se multiplica por 17. La diabetes mellitus (DM), el otro protagonista de este grupo, tiene una gran importancia especialmente en las mujeres ya que el riesgo de desarrollar IC se multiplica por 5 veces con respecto a las sanas.

3. **Causas no etiológicas.** Son los factores de riesgo no modificables como la raza, sexo, edad y otros que sí son modificables como la **obesidad** y el **sedentarismo.**

B. **Causas determinantes.** Son las que alteran los mecanismos reguladores de la función ventricular, las condiciones de carga hemodinámica y la frecuencia cardíaca. Su aparición supone, de forma indefectible, la aparición de IC. Se pueden clasificar en:

1. **Miocardiopatías.**
Primarias. La miocardiopatía dilatada, en la que en un 20% existe una carga genética demostrada, y en otros casos, antecedentes de miocarditis viral o procesos autoinmunitarios. La miocardiopatía hipertrófica, que se transmite de forma autonómica dominante y ocasiona buena parte de las muertes súbitas en jóvenes deportistas. La miocardiopatía restrictiva, tan rara en nuestro medio, conlleva habitualmente un mal pronóstico.

Secundarias. Fundamentalmente la cardiopatía isquémica, que lo hace mediante varios mecanismos: IAM, isquemia crónica, aneurisma ventricular y disfunción valvular mitral. Otras menos frecuentes son las miocardiopatías de origen infeccioso (viral, toxoplasmosis, micosis, difteria, ect.), miocardiopatías tóxicas (alcohol, cocaína, plomo, cobalto, o por fármacos como la adriamicina, ciclofosfamida, zidovudina, etc.), miocardiopatías metabólicas (DM, hiper o hipotiroidismo, feocromocitoma, etc.), miocardiopatías asociadas a enfermedades neuromusculares (Becker, Steinert o Friedrich), son raras aunque a menudo mortales, miocardiopatías asociadas a déficits carenciales (tiamina, selenio), de origen inflamatorio (enfermedades del colágeno, sarcoidosis).

2. **Sobrecarga de volumen o presión mantenida.** En la HTA y estenosis aórtica existe un aumento de la poscarga que ocasiona una sobrecarga de presión en el VI, responsable de la aparición de IC, lo mismo ocurre en las cavidades derechas con la hipertensión pulmonar o estenosis pulmonar. Las sobrecargas de volumen se ocasionan especialmente por las alteraciones valvulares del tipo de la insuficiencia mitral y aórtica o comunicaciones interauriculares o interventriculares.

3. **Arritmias.** Las alteraciones del ritmo (taquicardias, bradicardias, etc.) también pueden cursar con IC. La taquimiocardiopatía es un tipo de miocardiopatía dilatada que se desarrolla en pacientes con taquicardia de larga evolución y es reversible si desaparece ésta.

C. **Causas precipitantes.** Son factores que provocan la descompensación de la situación de estabilidad en pacientes con o sin diagnóstico previo de IC, pero con una cardiopatía estructural subyacente. Estos factores pueden ser cardíacos y extracardíacos. Dentro de los cardíacos hay que destacar las arritmias, IAM, fármacos (antagonistas del calcio, antiarrítmicos, antidepresivos tricíclicos...). Los extracardíacos más frecuentes son las infecciones respiratorias, los AINES, abandono del tratamiento o de la dieta, embolia pulmonar, anemia, intervenciones quirúrgicas, hábitos tóxicos (tabaco, alcohol), estrés, etc.

En las últimas décadas se ha producido un cambio en los factores etiológicos de la IC. El diagnóstico precoz y más preciso de los factores predisponentes, junto a tratamientos médicos y quirúrgicos más eficaces, han hecho que la HTA y las valvulopatías no ocupen el primer puesto. Por el contrario, la cardiopatía isquémica representa el principal factor determinante y la DM ha emergido en las sociedades occidentales como una nueva epidemia, que ha trascendido el ámbito de la Endocrinología y se considera también una enfermedad cardiovascular.

FISIOPATOLOGÍA

J. López Castro

Desde una visión mecánica, la fisiopatología de la IC está determinada por 3 fenómenos: el mecanismo de Frank-Starling por el cual la eficacia de la contracción cardíaca aumenta al aumentar la longitud inicial de la fibra (volumen diastólico final, VDF), hasta un límite, a partir del cual, el aumento del VDF produce un aumento del consumo miocárdico de oxígeno y congestión venosa, originando la aparición de edemas y disnea; la hipertrofia ventricular excéntrica (aumenta la cavidad sin aumentar el grosor de la pared por sobrecarga crónica de volumen) o concéntrica (aumenta el grosor sin aumentar la cavidad por sobrecarga crónica de presión) y la hipertonía simpática central (provoca taquicardia y aumento de la contractilidad) y periférica (redistribución del flujo sanguíneo por medio de vasoconstricción arteriolar selectiva que aumenta la poscarga, venoconstricción y retención de sal y agua que aumenta la precarga).

Desde la visión molecular, la apoptosis (activación de la muerte celular programada de los sistemas de citocinas) y los efectos nocivos de las neurohormonas y los factores autocrinos interactúan con la disfunción endotelial, la activación plaquetaria protrombótica y la inmunoactivación con respuestas inflamatorias locales en la pared vascular. Todos ellos producen estrés oxidativo que daña el miocardio y hace evolucionar el síndrome de IC.

De modo general, las manifestaciones de congestión venosa pulmonar (disnea, estertores pulmonares...) denotan IC izquierda y las de congestión sistémica (ingurgitación venosa yugular [IVY], hepatomegalia y edemas), IC derecha o biventricular. La IC no es un diagnóstico en sí mismo y es necesario averiguar cuál o cuáles han sido las condiciones desencadenantes de la misma. En la praxis clínica, esta entidad incluye un heterogéneo grupo de pacientes con diversas enfermedades, para las cuales no hay una prueba estándar de referencia.

Clasificación fisiopatológica:

1. IC anterógrada/retrógrada: La clínica de la IC es consecuencia de un GC reducido y/o de una estasis sanguínea detrás de los ventrículos. Éstos son los dos mecanismos de lo que se ha denominado respectivamente IC anterógrada o retrógrada. Se observa la existencia de ambos mecanismos en la mayoría de las IC crónicas, aunque hay algunas excepciones.

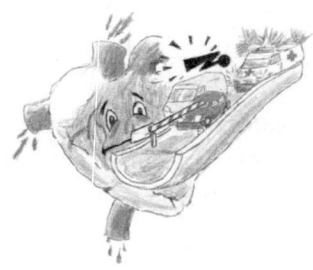

2. IC derecha/izquierda: Se refiere al predominio de síntomas de congestión sistémica o pulmonar, respectivamente. Tienen una utilidad relativa, pues no indican necesariamente cuál es el ventrículo más afectado.

3. IC aguda/crónica: La IC crónica es la forma más frecuente. Se reserva el término IC aguda para el EAP y para el *shock*, ambos de origen cardiogénico. En ocasiones, se produce una descompensación aguda de una IC crónica, en estos casos debemos establecer la causa precipitante.

4. IC sistólica/diastólica (clasificación en desuso): Clásicamente se ha postulado que la IC puede ser causada por una anormalidad en la eyección de sangre (disfunción sistólica) o en el llenado ventricular (disfunción diastólica). Se considera disfunción sistólica cuando la FE% es inferior al 35-45-50% según diversos estudios y decimos que existe disfunción diastólica, cuando hay una FE% normal y existe un compromiso del llenado ventricular, aunque no existen actualmente unos criterios unificados. En todo caso, el diagnóstico de disfunción diastólica no debe ser únicamente de exclusión y en la actualidad se prefiere el término IC-FSP para referirnos a la IC que mantiene una FE% adecuada. Se definió un perfil clásico de pacientes con disfunción sistólica y disfunción diastólica (tabla I, ver página 69).

CLÍNICA E INDICADORES DE CALIDAD

A. del Álamo Alonso

1. CLÍNICA DE LA IC

En general, las manifestaciones clínicas de la IC vienen condicionadas por la afectación funcional de otros órganos.

Disnea. La disnea traduce el aumento del esfuerzo que comporta la respiración, y es el síntoma más frecuente de la IC y del fallo ventricular izquierdo. Inicialmente sólo se observa durante el ejercicio y, según avanza la enfermedad, se va reduciendo el nivel de ejercicio requerido para manifestarla. Es secundaria a la elevación de la presión de llenado ventricular izquierdo, al aumento de la presión auricular media y al incremento de las presiones venosa y capilar pulmonares, que se ingurgitan, produciéndose un edema intersticial que reduce la distensibilidad pulmonar. A la sensación de fatiga de los músculos respiratorios contribuye la disminución de aporte sanguíneo a los mismos.

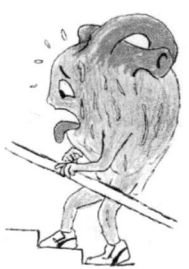

Ortopnea. Es la disnea que aparece con el decúbito y obliga, en ocasiones, al paciente a dormir con varias almohadas. La sensación de ahogo suele aliviarse cuando el paciente se incorpora. Se relaciona con la depresión del centro respiratorio durante el sueño y el descenso del tono simpático, y ocurre por la redistribución de líquidos desde el abdomen y las extremidades inferiores hacia el tórax por el aumento de la presión hidrostática de los capilares pulmonares.

Disnea paroxística nocturna. Son los episodios de disnea grave y aguda que despiertan al paciente y que suelen ocurrir durante la noche. La disnea puede persistir a pesar de la incorporación del paciente y, en ocasiones, las crisis se acompañan de tos.

Respiración de Cheyne-Stokes. Se trata de una respiración cíclica, por disminución de la sensibilidad del centro respiratorio, en la que una fase apneica es seguida por una respiración profunda y rápida, durante la cual el paciente se despierta.

Tos. Suele ser una tos no productiva que aparece con el decúbito, y puede ser una manifestación de la IC izquierda. No siempre se acompaña de estertores en la auscultación. En la radiología de tórax en ocasiones se demuestra edema intersticial.

Nicturia. Los pacientes con IC pueden tener mayor producción de orina durante la noche, obligándoles en ocasiones a interrumpir el sueño.

Fatiga o debilidad muscular. Suele ser una manifestación inespecífica que se relaciona con la reducción del gasto cardíaco y la disminución de la perfusión de los músculos esqueléticos.

Hepatomegalia congestiva. El paciente puede describirla como sensación de pesadez y puede producir dolor a nivel de hipocondrio derecho o hipogastrio. Se relaciona con la distensión rápida de la cápsula hepática cuando el hígado aumenta de tamaño en la IC derecha aguda. Sin embargo, la hepatomegalia crónica no es dolorosa espontáneamente. También por congestión hepática y digestiva puede presentarse hiporexia, náuseas y vómitos o sensación de plenitud postprandial.

Acerca de los hallazgos físicos generales, en reposo, los pacientes con IC ligera o moderada suelen tener un aspecto normal. Sin embargo, en ocasiones, al desnudar al paciente para ser examinado o cambiar a la posición de decúbito, puede aparecer la disnea. Por lo que respecta los datos que podemos encontrar en la exploración, se destacan los siguientes:

Pulso. El pulso suele ser rápido y con amplitud disminuida. Si se produce una contracción enérgica, seguida de otra débil aparece el *pulso alternante*, puede detectarse utilizando el esfigmomanómetro, y ocasionalmente con la palpación del pulso.

Palidez y frialdad. En situaciones de bajo gasto la vasoconstricción se manifiesta por palidez y frialdad de las extremidades y, ocasionalmente, por cianosis acra.

Estertores de estasis. Los estertores húmedos, bilaterales y de carácter crepitante se deben a la trasudación desde el capilar al alveolo pulmonar, y aparecen en la IC moderadamente severa. Se auscultan en los planos posteriores y campos pulmonares basales durante la inspiración y no se modifican con la tos. Si aparece congestión bronquial y aumento de secreciones pueden auscultarse sibilancias.

Ingurgitación de las venas yugulares. Reflejan el aumento de la presión venosa sistémica, y suponen una aproximación a la presión de la aurícula derecha. Si el fallo cardíaco es ligero esta puede desencadenarse comprimiendo la zona periumbilical (reflujo hepatoyugular).

Hepatomegalia de estasis. Puede palparse borde hepático liso y doloroso en las hepatomegalias recientes o las que se han producido rápidamente, mientras que si la lesión es crónica, la palpación suele ser indolora. En hipertensiones venosas severas puede aparecer esplenomegalia. El reflujo hepatoyugular pone de manifiesto la incapacidad del ventrículo para drenar el exceso de sangre y sirve además como signo para establecer el diagnóstico diferencial de la hepatomegalia. En fases tardías de la IC puede presentarse ictericia.

Edema. Suele aparecer en partes declives y de manera simétrica, y no siempre se correlaciona con el nivel de presión venosa. En el paciente ambulatorio se observa en la región maleolar y dorso del pie (en fases avanzadas puede verse la zona afectada indurada y pigmentada), mientras que en el paciente encamado lo hace en la zona sacra. En la IC de larga evolución los edemas pueden generalizarse llegando a las extremidades superiores y la cara, la pared abdominal y los genitales.

Aumento del peso corporal. La ganancia de peso se debe a la retención de líquido; cuando aparecen los edemas pretibiales la acumulación de líquido se estima entre 4 y 5 litros.

Caquexia. Son múltiples los factores que contribuyen a ella (aumento del catabolismo, disminución de la ingesta, hipoxia, alteración de la absorción intestinal...). Puede aparecer en los estadios finales de la enfermedad, en aquellos pacientes con una IC crónica grave y de larga evolución.

Cianosis. Se produce por la reducción del contenido de O_2 en sangre venosa, aun con saturaciones arteriales normales.

Ascitis. Debida al aumento de presión de las venas hepáticas y peritoneales, que drenan al peritoneo y suele indicar hipertensión venosa de larga evolución.

Hidrotórax. Suele ser bilateral y puede aumentar la disnea del paciente por reducción de la capacidad vital. Aparece tanto en IC derecha como izquierda, ya que las venas pleurales drenan a los dos circuitos venosos (sistémico y pulmonar). Se produce como consecuencia del aumento de la presión capilar pleural.

Existen una serie de manifestaciones cardiacas que pueden orientar al diagnóstico de IC:

Cardiomegalia. Cuando existe afectación del ventrículo izquierdo puede palparse el latido cardíaco desplazado hacia el ápex, mientras que si el crecimiento es del ventrículo derecho se apreciará el latido enérgico en el borde esternal izquierdo.

Auscultación cardíaca. La aparición de un 3.er ruido (galope ventricular) puede darse en la IC, si bien se trata de un dato muy poco específico. El galope ventricular izquierdo se ausculta mejor —con la campana del estetoscopio— a nivel del ápex, aumentando en la espiración y en decúbito lateral izquierdo; mientras, el galope ventricular derecho se oirá mejor en la zona paraesternal y puede aumentar con la inspiración. También, y de manera poco específica, puede en ocasiones auscultarse el 4.º ruido (galope auricular) como consecuencia de la contracción auricular enérgica ante sobrecargas de presión.

Sin embargo, la sensibilidad y especificidad de estos síntomas y signos, y por tanto su valor diagnóstico, es muy variable (tabla II, ver página 69).

Y por lo que respecta a la frecuencia con la que aparecen, en nuestro medio, estos síntomas y signos es la siguiente:

- Disnea   94.3%
- Edemas   47.3%
- Dolor torácico   24%
- Otros signos y síntomas   23.3%
- Oliguria   16.8%
- Hinchazón abdominal   15.8%
- Palpitaciones   10.8%

Por último, los datos recogidos a través de la historia clínica permiten orientar el diagnóstico, y estos forman algunos de los criterios que se recogen en la escala de Framingham (tabla III, ver página 70), estableciéndose el diagnóstico cuando están presentes dos criterios mayores o un criterio mayor y dos menores (teniendo en cuenta que estos son válidos si previamente se excluyeron otras causas):

Expresión clínica de la enfermedad

Cuando los síntomas que presenta el paciente están controlados se habla de IC compensada, y en caso contrario de IC descompensada.

La IC inestable es aquella situación en la que los síntomas no ceden cuando el paciente está en estadios avanzados y no se controla con el tratamiento habitual, circunstancia que puede ser reversible o irreversible, dando lugar en este caso a la IC refractaria (tras haber intentado corregir con tratamiento todos los factores etiológicos y hemodinámicos presentes en el paciente y precisarse alternativas terapéuticas específicas para su control).

Por último, la IC terminal es aquella fase de la IC no curable que, a corto plazo, compromete la vida del paciente, produciendo síntomas graves que limitan tanto la capacidad funcional como la calidad de vida del individuo.

Según la capacidad funcional y limitación al ejercicio que presenta el individuo se clasifica a la IC en cuatro clases, en función de la valoración subjetiva del médico y la presencia o severidad de la disnea. Esta clasificación de la *New York Heart Association* (*NYHA*) tiene valor pronóstico y condiciona determinadas intervenciones terapéuticas. Además, permite monitorizar la evolución clínica y la respuesta al tratamiento:

- Clase funcional I: actividad ordinaria sin síntomas. No existe limitación física.
- Clase funcional II: se tolera la actividad ordinaria, pero existe una limitación de la actividad física ante esfuerzos intensos.
- Clase funcional III: la actividad física realizada por el paciente es inferior a la ordinaria, estando muy limitado por la disnea.
- Clase funcional IV: aparición de la disnea en reposo o ante mínimos esfuerzos, siendo incapaz de realizar cualquier tipo de actividad física.

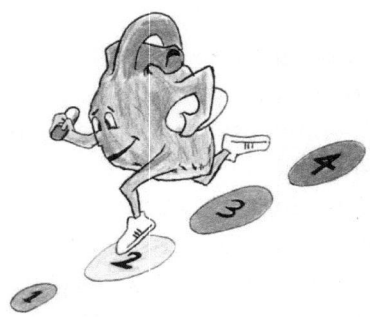

Sin embargo, recientemente, desde el *American College of Cardiology* y la *American Heart Association* se propone la utilización de una clasificación –complementaria con la anterior– basada en aspectos clínicos y cuyo propósito es eminentemente práctico, que combina aspectos evolutivos, pronósticos y terapéuticos. Esta clasificación recoge aspectos relacionados con la presencia de factores de riesgo, la presencia de una cardiopatía estructural y la presencia de síntomas y su evolución.

Según la clasificación, sólo los pacientes incluidos en los estados C y D deben ser diagnosticados de IC, aunque reconoce que intervenciones precoces sobre factores de riesgo o condicionantes estructurales pueden reducir la morbi-mortalidad de esta entidad:

- Estadio A: pacientes sin evidencia de cardiopatía estructural, pero con riesgo elevado para desarrollar IC por presentar factores de riesgo o patologías muy relacionadas con ella.
- Estadio B: pacientes con cardiopatía estructural conocida muy asociada al desarrollo de IC, pero asintomáticos.
- Estadio C: pacientes con cardiopatía estructural conocida y que han presentado o presentan síntomas de IC.
- Estadio D: pacientes con cardiopatía estructural avanzada, en situación refractaria que precisan intervenciones terapéuticas específicas.

2. INDICADORES DE CALIDAD EN LA IC
Indicadores de proceso:

- Detección, diagnóstico y evaluación
  1. Detección de FRCV en > 65 años:
     - HTA, DM, CI, arritmias (FA, BRI...)
  2. Diagnóstico según los criterios de Framingham
  3. Clasificación funcional de la ICC según NYHA
  4. Exploración física adecuada
     - PA, ACP, IY, hepatomegalia, edemas de mmii, peso/IMC
  5. Exploración analítica adecuada
     - Hemograma, perfil general y lipídico, orina, TSH
  6. ECG inicial
     - FC, ritmo, normalidad o alteraciones
  7. Radiología de tórax inicial
     - Silueta cardiaca y congestión venopulmonar

8. Etiología de la ICC
- Diagnóstico etiológico de sospecha
9. Ecocardiograma inicial
- Solicitud o derivación a cardiología
10. Tipo de disfunción ventricular del paciente
- Tipo y FE

- Seguimiento y control del paciente
  1. Periodicidad de las visitas: diagnóstico reciente
     - Dco. Reciente (<3 meses): antes de 4.ª semana
  2. Periodicidad de visitas: paciente estable (c/3 meses)
     - Causas principales (HTA, CI); síntomas de desestabilización (PA, FC, edemas, peso, diuresis, AP)
     - Clase funcional, pruebas complementarias
     - Cumplimentación terapéutica
  3. Periodicidad en el paciente inestable (c/1 mes)
     - Mal control TA (>130/85): medir PA, FC y revisar el tratamiento
     - Alteración de iones: valorar el tratamiento y pruebas complementarias (analítica y ECG)
     - Alteración de la función renal: analítica con creatinina y uroanálisis
  4. Periodicidad: paciente con ingreso reciente
     - Control a las 2 semanas máximo (consulta o domicilio), valorar: síntomas y signos (PA, FC, ACP, edemas)
     - Tratamiento actual, cumplimiento y tolerabilidad
     - Coordinación con especializada
  5. Control del cumplimiento terapéutico (dieta y fármacos)
  6. Control de peso, PA, FC
  7. Control analítico
  8. Control de tabaquismo, sobrepeso, obesidad
  9. Información y educación sanitaria a pacientes y familiares
- Tratamiento de los pacientes con ICC
  1. Indicación de tratamiento no farmacológico

- Restricción salina, ejercicio físico regular, peso
2. Indicación de IECA (D sistólica + NYHA I)
   - Dosis máximas tolerables, salvo contraindicación
3. Indicación de β-B (D sistólica post IAM + NYHA I)
   - Dosis óptimas tolerables. Carvedilol. Salvo Contraind.
4. Indicación de IECA (D sistólica + NYHA II-IV)
   - Dosis máximas tolerables, salvo contraindicación
5. Indicación de β-B (D sistólica post IAM + NYHA II-IV)
   - Dosis óptimas tolerables. Carvedilol. Salvo Contraind.
6. Indicación de diuréticos (sínt. congestiv. NYHA II-IV)
   - Dosis óptimas tolerables. Salvo Contraindicaciones
7. Indicación de antialdosterónicos (NYHA III-IV)
   - Dósis bajas, salvo CI. Espironolactona 25mg/día
8. Indicación de digitálicos en ICC con FA
   - Cuando FC no se controle con BB, salvo CI
9. Indicación de digitálicos en ICC con disf. sistól. en RS
   - A pesar de tto. con IECA, BB y diuréticos
10. Indicación de anticoagulación en ICC con FA
    - Sea cual sea la clase funcional
11. Indicación de ARA-II si contraindicación/intolerancia a IECA
    - Dosis óptimas tolerables.
12. Indicación ARA-II si FE disminuida + Tto. con IECA
    - ARA-II + IECA sintomáticos

13. Seguimiento en pacientes con ICC (fármacos)
    1. Paciente con ICC y BB. Inicio del tratamiento
       - Periodicidad 2 semanas. Valorar: PA, FC, ACP, edemas, diuresis, crepitantes
       - Tratamiento actual, cumplimiento y tolerabilidad
    2. Paciente con ICC y BB. Titulación del tratamiento
       - Periodicidad mensual. Valorar: PA, FC, ACP, peso, talla e IMC, edemas, diuresis, crepitantes
    3. Paciente con ICC: IECAs-ARA-II y/o diuréticos
       - Valorar: ionograma y creatinina: al mes, si normal: anual

4. Control de tolerabilidad de fármacos
   • Registrar tolerabilidad semestralmente (valorando tolerabilidad e influencia en la calidad de vida).

DIAGNÓSTICO

M. Pérez de Juan Romero

Un diagnóstico correcto es el primer paso para la elección de un tratamiento adecuado, que nos permita lograr una mejoría en la capacidad funcional del paciente y de la supervivencia de los pacientes con IC. Partimos de la base de que un paciente, para tener IC, debe tener síntomas típicos de IC durante el ejercicio o en reposo y tener una evidencia objetiva de anomalía de la función cardíaca en reposo y, en algún caso que ofrezca dudas, la respuesta al tratamiento nos puede ser de ayuda.

Las actuales guías de actuación en la IC, publicadas por la Sociedad Europea de Cardiología y la American Heart Association, establecen unos requisitos para el diagnóstico, que hacen necesario la combinación de una clínica compatible con IC con la evidencia de la existencia de una anomalía funcional en reposo. Hay que tener en cuenta que los estudios muestran que, frecuentemente, la precisión diagnóstica utilizando solo medios clínicos es inadecuada, especialmente en mujeres, obesos y ancianos, por tanto es preciso evitar la incertidumbre en el diagnóstico, para poder establecer concretamente la epidemiología y el pronóstico y así poder optimizar el tratamiento.

La mayor parte de las pruebas diagnósticas no aportan datos definitivos, aunque se recomiendan como pruebas rutinarias, algunas de ellas no son importantes para el diagnóstico clínico pero sí son muy útiles para el diagnóstico etiológico. En algunos casos, se realizan otras pruebas con el objeto de confirmar o descartar factores agravantes o precipitantes de una descompensación, y/o valorar la repercusión de una situación ya crónica.

Términos descriptivos en la IC:

1. IC aguda o IC crónica, la primera *de novo* o se refiere a la descompensación de la IC crónica.
2. IC sistólica o diastólica, en la mayoría de los casos la IC está asociada a disfunción ventricular izquierda. La disfunción diastólica se suele diagnosticar cuando los síntomas y signos de la IC ocurren en presencia de una FEVI normal. Aun así no deben considerarse como entidades fisiopatológicas separadas.
3. IC izquierda o derecha, se refieren según los síntomas predominantes, congestión pulmonar o sistémica.
4. IC leve, moderada o severa, se utiliza como una descripción clínica según la sintomatología, desde poca limitación de la capacidad de ejercicio hasta mucha limitación para cualquier actividad.

Antes de analizar la aportación de cada una de las pruebas diagnósticas, es preciso recalcar que la IC es un síndrome clínico, caracterizado por unos síntomas específicos (sensación de falta de aire y fatiga) en la historia clínica y unos signos (edemas, crepitantes) en la exploración física, por tanto no hay ninguna prueba diagnóstica para la IC porque se trata en gran medida de un diagnóstico meramente clínico, basado en una minuciosa historia clínica y exploración física.

Métodos diagnósticos de la IC en la práctica clínica

- *Historia Clínica y exploración física*

Los signos y síntomas son importantes en la medida en que alertan al médico sobre la posible existencia de una IC, la sintomatología puede ser muy variada, pero los síntomas predominantes se repiten de forma constante, lo cual hace que el clínico pueda identificarlos con relativa sencillez. La disnea, los edemas y la fatiga o cansancio son los síntomas más frecuentes.

La taquicardia es poco específica, incluso puede estar ausente máxime si se utilizan determinados fármacos como por ejemplo betabloqueantes. El tercer ruido cardíaco es difícil de detectar en ocasiones y los estertores crepitantes tienen un bajo valor predictivo positivo para la IC, e incluso en pacientes crónicos pueden no estar presentes pese a que el paciente se encuentre con presiones de llenado elevadas, ya que en estos casos existe un incremento adaptativo a nivel pulmonar, que retrasa la aparición del edema intersticial o alveolar. La presencia de un soplo obligaría siempre a un estudio más profundo para identificar la causa. Es importante tener en cuenta que los pacientes tienen una capacidad de adaptación a su situación funcional, con la consiguiente dificultad en la interpretación de los síntomas, que están minimizados por el propio paciente. El aumento de la presión venosa se refleja en la distensión de la yugular, y cuando existe congestión sistémica también se pueden encontrar hepatomegalia y edemas a nivel de miembros inferiores.

Cuando los síntomas son floridos y están presentes múltiples signos de IC, puede establecerse un diagnóstico clínico de IC con bastante exactitud.

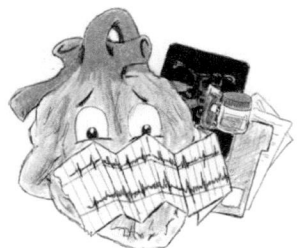

- *Electrocardiograma*

Los cambios electrocardiográficos son comunes en los pacientes con IC, por ello un ECG anormal aporta escaso valor, y por el contrario, un ECG normal es muy poco probable en la disfunción sistólica, y nos hará replantear el diagnóstico de IC. La presencia HVI nos es útil para definir la posible causa de la IC, la existencia de ondas Q en el ECG nos sugiere que un infarto de miocardio sea la causa de la IC, así como un trastorno de la conducción intraventricular nos orienta a otras patologías (miocardiopatías...), y la posibilidad de una asincronía cardíaca susceptible de ser corregida. Los trastornos del ritmo, especialmente la fibrilación auricular, son frecuentes en la disfunción diastólica. El crecimiento auricular izquierdo y la HVI tienen más bajo poder predictivo, pero junto con la historia clínica y datos de hipertensión de larga evolución, orientan hacia una disfunción diastólica como causa de la IC.

- *Radiografía de tórax*

Es una de las pruebas iniciales y especialmente útil, en la detección de cardiomegalia, la existencia de derrame pleural y la valoración de la congestión pulmonar (redistribución vascular, edema intersticial o edema alveolar...); sin embargo, solo tiene un valor predictivo, si hay síntomas y signos característicos de IC y un ECG anormal.

- *Determinaciones analíticas*

Se debe realizar un hemograma completo, electrolitos (con inclusión de calcio, magnesio...), lípidos, función renal, glucosa y hemoglobina glicada (Hgb A1c), enzimas hepáticas, y análisis de orina. Dependiendo de los hallazgos clínicos, se valorarán otras determinaciones, como la función tiroidea y preferentemente enzimas cardíacas. Es útil medir la saturación de transferrina en ayunas para detectar hemocromatosis y hay que determinar anticuerpos frente a la enfermedad de Chagas en los pacientes con miocardiopatía no isquémica que hayan viajado o procedan de una región endémica. En ocasiones, se deben realizar pruebas para enfermedades del tejido conjuntivo y para el feocomocitoma si se sospechan estos diagnósticos.

Las concentraciones plasmáticas de los péptidos natriuréticos o de sus precursores (BNP y NT-ProBNP) son útiles en el diagnóstico de la IC por disfunción diastólica, sin embargo, en la disfunción sistólica el papel de los péptidos no está todavía aclarado. La elevación de los péptidos puede indicar la presencia de disfunción diastólica y una concentración baja en un paciente sin tratamiento indica escasas posibilidades de que los síntomas sean por IC, aunque no excluye completamente la enfermedad cardiaca. Existe elevación en la HVI, en las valvulopatías, la enfermedad pulmonar obstructiva crónica (EPOC) y la embolia pulmonar (EP). En la práctica clínica se utilizan como prueba de exclusión de enfermedad cardíaca y en muchos casos un valor normal evitaría realizar otras pruebas diagnósticas más costosas.

- *Ecocardiograma*
  La realización de un ecocardiograma transtorácico es fundamental en la evaluación del paciente con IC, por ello se recomienda favorecer el acceso al mismo, es una técnica rápida, segura y disponible prácticamente en todos los centros. Es el método ideal para la valoración de la función ventricular y nos permite diferenciar a los pacientes con disfunción cardíaca sistólica de los pacientes con función sistólica conservada. La ecocardiografía nos permite valorar las dimensiones y geometría de las cavidades cardíacas, los espesores parietales, los índices de función sistólica regional y global, así como la función diastólica según los patrones de llenado del ventrículo izquierdo mediante la técnica Doppler. Así mismo nos permite evaluar la existencia de alteraciones valvulares y si existe insuficiencia tricúspide es útil para calcular la presión sistólica en la arteria pulmonar. Por último la ecocardiografía nos es muy útil y nos puede orientar en el diagnóstico etiológico de la IC. La ecocardiografía transesofágica no se requiere con fines diagnósticos en la mayoría de los casos de IC.

- *Pruebas no invasivas adicionales que deben tenerse en cuenta*
  En algunos casos, en los que la ecocardiografía en reposo no haya sido suficiente y de ayuda en el diagnóstico, se realizarán otras pruebas adicionales como la resonancia magnética cardíaca,

la ecocardiografía de estrés y la gammagrafía miocárdica (esta técnica es muy útil para la detección de defectos congénitos, tumores, masas y las enfermedades pericárdicas y valvulares).

La prueba de esfuerzo tiene un valor limitado y sus aplicaciones fundamentales son la valoración de la capacidad funcional, la prescripción del tratamiento y para estratificar el pronóstico en la IC crónica. Una prueba sencilla y a la vez muy práctica es la

Prueba de marcha durante 6 minutos, se mide la distancia recorrida, durante seis minutos, en una superficie plana en metros, y nos permite una buena valoración de la capacidad funcional.

La monitorización ambulatoria por Holter no tiene ningún valor diagnóstico en la IC crónica, aunque puede detectar y cuantificar la existencia de trastornos del ritmo y/o de la conducción, por tanto se restringirá a los pacientes con IC crónica y síntomas sugestivos de arritmia. En los pacientes con disfunción ventricular de origen isquémico, el registro de taquicardias ventriculares no sostenidas, en el Holter, aunque actualmente se está cuestionando, puede ser de ayuda para estratificar el riesgo arrítmico y consecuentemente la necesidad colocar un desfibrilador implantable en la prevención de muerte súbita.

- *Pruebas invasivas*

Son útiles para determinar la enfermedad causante de la IC y para obtener información sobre el pronóstico, aunque no son práctica habitual en los pacientes con IC. Se considerará la angiografía coronaria en aquellos pacientes con agudización o descompensación de una IC crónica y en los pacientes con IC severa con *shock* o edema pulmonar agudo que no responden al tratamiento médico y a los pacientes que tengan angina o exista alguna evidencia de isquemia miocárdica. La angiografía coronaria está indicada por tanto en pacientes con IC refractaria de causa desconocida y en pacientes con insuficiencia mitral severa o valvulopatía aórtica.

Las Guías de la Sociedad Europea de Cardiología del año 2002 abogaban por realizar una coronariografía a todos los pacientes para poder hacer el diagnóstico de Miocardiopatía dilatada idiopática, muchos grupos consideraban la utilización de una coronariografía como parte del estudio inicial diagnóstico de la mayoría de los pacientes con IC sin enfermedad coronaria conocida, no obstante en la actualidad, la revascularización coronaria no ha demostrado una modificación de pronóstico de la IC, por tanto, en ausencia de síntomas como angina que no responda al tratamiento farmacológico, no estaría indicada, excepto en los pacientes refractarios y con valvulopatías severas. (Guías de la Sociedad Europea, actualización 2005). En ocasiones, la biopsia miocárdica puede ser útil, en algunos casos de miocardiopatía dilatada no isquémica, y puede ayudar para el diagnóstico de hemocromatosis, fibroelastosis endocárdica, síndrome de Loeffler, amiloidosis o miocarditis de células gigantes, entre otras, sin embargo, la biopsia miocárdica no está indicada en la evaluación sistemática de la miocardiopatía.

TRATAMIENTO

M. de Toro Santos

1. INTRODUCCIÓN. CAUSAS Y FACTORES PRECI- PITANTES

La IC es un síndrome clínico al que se llega de forma final por diversas etiologías. No todos los pacientes con IC tienen disfunción sistólica ventricular, muchos tienen enfermedad valvular no corregida, tal como estenosis aórtica o insuficiencia mitral, dificultad en el llenado ventricular por disfunción diastólica y hasta un 50% de los pacientes presentan cardiopatía isquémica, siendo la mayoría de edad superior a 70 años con muy alta prevalencia de hipertensión arterial, a la que se añaden otras comorbilidades. Es importante tener estas consideraciones en cuenta para detectar causas corregibles de IC y hacer una búsqueda activa de las posibles causas precipitantes (tabla IV, ver página 70).

El enfoque del tratamiento de la IC ha variado de forma paralela a los conocimientos de su fisiopatología, si antes se basaba en un planteamiento puramente *hemodinámico,* con el fracaso de la bomba o congestión venosa sistémica o pulmonar, en el que los diuréticos, inotrópicos y vasodilatadores eran los fármacos estrella, ahora el modelo *neurohumoral,* que reconoce la importancia del sistema renina-angiotensina –aldosterona (SRAA)– y del sistema nervioso simpático u otras sustancias vasoactivas como el péptido natriurético cerebral (BNP), marca la pauta a seguir para evitar el deterioro progresivo del miocardio que lleva a la IC. Pasando a un primer plano la utilización de los inhibidores de la ECA, de los receptores de la angiotensina II, de la aldosterona y los fármacos betabloqueantes. A todo esto se unen los conocimientos de daño celular y molecular que conducen a la hipertrofia, fibrosis y apoptosis del miocito y los mecanismos de acción de citoquinas que son llave de todos estos cambios. Por último la genética, que condiciona también la respuesta del paciente a los fármacos y las patologías de comorbilidad como la insuficiencia renal, anemia, diabetes, hipertensión, obesidad conforman la complejidad del manejo del paciente con IC.

La IC es prevenible, actuando sobre los factores de riesgo cardiovascular que inician el daño orgánico, siendo la hipertensión arterial el factor de riesgo de mayor importancia en su génesis. No es coincidencia que la mayoría de los fármacos empleados en el tratamiento de la IC son los utilizados de primera línea en el control de la hipertensión arterial.

En el año 2005 The European Society of Cardiology y el American College of Cardiology/American Heart Association elaboran sendas guías sobre el diagnóstico y tratamiento de la IC abordando de forma clara y con aspectos muy reales esta epidemia. Ahora solo nos queda poner en práctica sus recomendaciones, ya que la implementación de las mismas dista mucho de lo deseable.

2. OBJETIVOS DEL TRATAMIENTO DE LA IC

1. Prevención y control de las enfermedades que conducen a la disfunción ventricular y a la IC
2. Prevención de la progresión de la IC
3. Mejora de la supervivencia
4. Mejora de la calidad de vida

2.1 MANEJO NO FARMACOLÓGICO

* **Educación de pacientes y familiares:** Relacionada con la propia enfermedad, control de la alimentación y la sal de la dieta, regulación mediante el peso y formación para uso de fármacos según cifras de PA, FC, peso, etc.

- **Control de peso:** En la IC crónica es un requisito esencial para optimizar el tratamiento diurético. Con aumentos de 2 kg en 3 días se requiere aumento de dosis.

- **Medidas dietéticas:** El control de la sal es fundamental para evitar las descompensaciones de la IC así como la hospitalización, sobre todo en la IC grado III-IV. Deben restringirse también los líquidos a 1.5 l/día y hacer uso moderado del alcohol (un vaso de vino al día) salvo con FE% muy bajas o en la miocardiopatía alcohólica.

- **Obesidad:** La reducción de peso forma parte del trata- miento y mejora las sintomatología en los pacientes que presen- tan apnea del sueño.

- **Tabaquismo:** Hay que animar al paciente y conseguir que deje el hábito tabáquico, orientándolo con terapias de sustitución de nicotina.

- **Ejercicio:** Mejora la función músculoesquelética y la capacidad funcional. Los pacientes en CF II-III de la NYHA se benefician de programas de ejercicio. El reposo se reserva para la IC aguda o crónica en fase agudizada.

- **Actividad sexual:** Se recomienda continuar con actividad sexual con la pareja habitual de acuerdo con la actividad que le permita la clase funcional. Las relaciones con parejas no habitua- les demandan un mayor consumo de oxígeno por el miocardio. En pacientes con hipotensión arterial y CF III-IV están contrain- dicados el sindenafilo y similares.

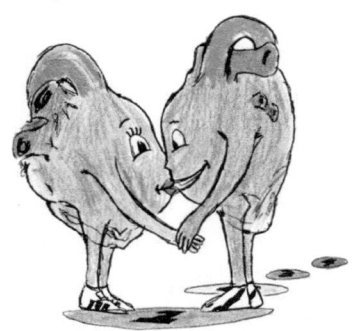

- **Fármacos que deben evitarse:** Determinados fármacos que producen retención de sal disminuyen la contractilidad o producen arritmias (tabla V, ver página 71).

2.2 TRATAMIENTO FARMACOLÓGICO

2.2.1 IC con disfunción sistólica (tabla IX, página 73)

Los fármacos más utilizados en el tratamiento de la IC y sus indicaciones se recogen en la tabla VI, página 71. Sus indicaciones pueden variar si el paciente tiene disfunción diastólica o sistólica.

Bloqueo neurohumoral

Para conseguir los objetivos de prolongar la supervivencia, evitar la progresión de la enfermedad y mejorar la calidad de vida todos los pacientes con IC sintomática deben estar tratados con la asociación de IECA / ARA II y β-BLOQUEANTE.

Los IECA (tabla VII, página 72) constituyen un pilar básico en el tratamiento de la IC, actuando sobre el remodelado, al antagonizar el sistema renina-angiotensina-aldosterona, prolongan la supervivencia y disminuyen el número de hospitalizaciones. Este efecto beneficioso se ha observado en pacientes con síntomas leves, moderados o graves con o sin enfermedad isquémica.

Los inhibidores de los receptores de angiotensina II (ARA II) (tabla VIII, página 72) son una alternativa a los IECA en caso de intolerancia.

Los ARA II fueron creados para evitar los efectos secundarios de los IECA, bloquean la actividad del receptor AT1, sin que tengan efecto sobre los niveles de bradikinina.

Se debe comenzar con las dosis de inicio utilizadas en los estudios randomizados y doblar la dosis según la tolerancia. Se debe evaluar la TA con variaciones posturales, la función renal y los niveles de K^+ una o dos semanas tras comenzar el tratamiento. Los pacientes con PA sistólica de 90 mmHg no sintomática, diabéticos y con insuficiencia renal requieren una vigilancia especial. En los pacientes estables se pueden añadir betabloqueantes antes de alcanzar la dosis óptima de IECA o ARA II. Los riesgos de hipotensión, hiperpotasemia e insuficiencia renal con el uso de ARA II son mayores cuando se combinan con IECA o antagonistas de la aldosterona.

Los β-BLOQUEANTES complementan la acción neuromoduladora de esta estrategia de tratamiento. Debe iniciarse el tratamiento en dosis crecientes aunque el paciente no sea capaz de alcanzar dosis completas de IECA (fig. 1, página 74). Inicialmente el paciente puede notar fatiga y cansancio, pero pasadas las 3 primeras semanas comienza a apreciar los beneficios. Este detalle debe explicársele con detenimiento pues es uno de los motivos de abandono de la medicación. La secuencia de iniciación de la terapia con antagonistas neurohormonales ha sido reexaminada con el ensayo CIBIS III analizando 1.010 pacientes con IC con FE% < 40% y CF NYHA II-III en dos estrategias de tratamiento: enalapril primero seguido de bisoprolol y en otro grupo la forma contraria, no encontrando diferencia entre las dos estrategias en la mortalidad a largo plazo.

Los betabloqueantes que están indicados en el tratamiento de la IC crónica son: *carvedilol, bisoprolol, metoprolol succinato y nevibolol.*

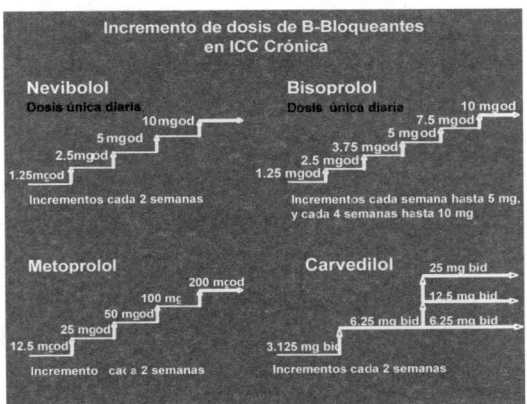

Fig. 1. Titulación de dosis de bloqueadores beta en IC.

Antagonistas de la aldosterona

La importancia de añadir antagonistas de la aldosterona al tratamiento de la IC se basa en los efectos de reducción de mortalidad que mostraron en los estudios RALES y EPHESUS con espironolactona y eplerenona respectivamente. Están indicados en todos los pacientes con IC en CF III-IV y los pacientes en CF II tras sufrir un infarto de miocardio con disfunción sistólica aun estando asintomáticos. Contraindicados con niveles de creatinina mayores de 2 mg/dL. No deben ser utilizados como diuréticos en primera línea, sino añadirlos al tratamiento con IECA/ARA II y β-bloqueantes. La dosis inicial con función renal conservada es de 25 mg aumentándola o disminuyéndola según su tolerancia. Es preciso controles de K$^+$ a la semana y cada 3-6 meses, llegando a los 50 mg/día.

Asociación de IECA, ARA II y/o antagonistas de aldosterona

Se ha encontrado beneficio en la reducción de mortalidad al añadir espironolactona en los pacientes con IC en clase III-IV ya tratados con IECA/ARA II y betabloqueantes, así como a los pacientes con IAM reciente y disfunción del ventrículo izquierdo asintomática. De igual modo la asociación de candesartan a la pauta IECA+betabloqueante también disminuye la mortalidad. Al utilizar este bloqueo intenso del SRAA debe cuidarse el control de electrólitos y la función renal.

Diuréticos

Interfieren al inhibir la reabsorción de Na$^+$ o Cl$^-$ en el túbulo renal. Los diuréticos de asa, furosemida, torasemida, actúan en el asa de Henle aumentando la excreción de Na$^+$ hasta un 25% y las tiazidas, metazolona, amiloride y espironolactona en la porción distal del túbulo, logrando hasta un 10% de la excreción fraccionaria de Na$^+$ de la carga filtrada. Estos últimos dejan de hacer su acción cuando el aclaramiento de creatinina está por debajo de 30 ml/min. Aunque el diurético puede mejorar los síntomas del paciente por sí solo, a todo paciente en estadio C se le debe asociar un IECA ya que dados aisladamente no son capaces de mantener la estabilidad clínica y el SRAA (tabla IX, página 78).

Digital

Están indicados en el tratamiento de la fibrilación auricular, asociados a betabloqueantes, no reemplazándolos, y en la IC sintomática de cualquier grado que no ha mejorado con los tratamientos de primer nivel. No diminuye la mortalidad pero disminuye el número de ingresos y mejora la calidad de vida. Las dosis de tratamiento recomendadas con digoxina son de 0.125 mg diarios y no pasando de niveles en plasma de 1 ng/ml, ya que se observa una mayor mortalidad especialmente en ancianos y mujeres.

Hidralazina-dinitrato de isosorbide

En caso de intolerancia a los IECA / ARA II o insuficiencia renal esta asociación de fármacos ha mostrado utilidad reduciendo la mortalidad y mejorando la calidad de vida.

Antagonistas del calcio

El amlodipino y felodipino, que no tienen acción negativa sobre la contractilidad o la FC, pueden usarse para control de la PA en estos pacientes si es preciso. El diltiazem y verapamil están contraindicados en la IC con disfunción sistólica, pero pueden ser de utilidad en el control de los síntomas de los pacientes con disfunción diastólica, si bien hay que tener siempre en cuenta que los betabloqueantes deben ser la primera recomendación farmacoterapéutica al contar con el beneficio añadido de prevención de muerte súbita.

Nitratos

Son útiles para el tratamiento sintomático de la angina y para el alivio de la disnea.

Antitrombóticos

La anticoagulación con dicumarinicos está indicada en todo paciente con IC y fibrilación auricular, trombo intracavitario o episodio tromboembólico previo.

Antiarrítmicos

En general están contraindicados en la IC a excepción de la amiodarona para restaurar y mantener el ritmo sinusal tras cardioversión y en arritmias ventriculares y los betabloqueantes que reducen la muerte súbita.

2.2.2 Tratamiento farmacológico de la IC con disfunción diastólica

Se deben identificar y corregir los factores precipitantes. Son especialmente sensibles a la descompensación por FA y debe restablecerse el ritmo normal siempre que sea posible. No hay evidencia de que se beneficien de algún fármaco en especial, pero se debe ser muy cuidadoso con el uso de diuréticos para no disminuir en exceso la precarga. Los betabloqueantes también son útiles al reducir la frecuencia cardiaca y aumentar el periodo de llenado diastólico y se pueden emplear también en esta situación clínica los antagonistas del calcio como verapamilo, siendo una indicación de primera línea en la miocardiopatía hipertrófica. Los IECA y ARA II también pueden ser recomendados en estos pacientes. La digital ha mostrado sus beneficios tanto en la IC con disfunción sistólica como diastólica con las indicaciones que dicho fármaco tiene.

2.3 TRATAMIENTO QUIRÚRGICO. MARCAPASOS. RESINCRONIZACIÓN CARDIACA

La cirugía puede estar indicada para corregir alguna de las causas de IC como valvulopatías o isquémia miocárdica. La implantación de marcapasos en IC mantiene las normas de indicaciones generales y debe tenerse en cuenta que la implantación de marcapasos en el ventrículo derecho en pacientes con disfunción sistólica induce disincronía ventricular y puede agravar los síntomas.

Cada vez más se está considerando la Terapia de resincronización cardíaca mediante marcapasos biventricular en pacientes con IC con FE% del 35%, con QRS$\geq$ 120ms y que no mejoran con el tratamiento médico.

PRONÓSTICO

M. Pérez de Juan Romero

Intentar definir el pronóstico de la IC es difícil y complejo por varias razones, la existencia de múltiples causas, comorbilidad frecuente, capacidad limitada para explorar los sistemas fisiopatológicos paracrinos, distinto curso y desenlace de la enfermedad en cada paciente (muerte súbita frente a muerte por la progresión de la IC) y por último la diferente eficacia de los tratamientos; de hecho, las probabilidades de supervivencia se pueden determinar con fiabilidad únicamente en poblaciones y no en sujetos concretos. Sin embargo, el intento de pronosticar la IC puede ser de ayuda para una planificación del futuro y proporcionar una mejor información a los pacientes y familias. Sí es útil para poder identificar a los pacientes en los que se debe considerar el trasplante cardíaco o la implantación de un dispositivo mecánico.

Por otro lado, muchos de los estudios tienen una serie de limitaciones en la metodología, y ello hace que resten poder en cuanto al pronóstico. Sin embargo, existen variables que son predictores independientes del resultado de la enfermedad.

1. Factores demográficos y de la historia clínica
Edad avanzada, etiología coronaria, diabetes, resucitación de muerte súbita y raza.

2. Hallazgos clínicos
FC aumentada, presión sanguínea baja persistente, CF III-IV e índice de masa corporal (IMC) bajo.

3. Hallazgos electrofisiológicos

Anchura del QRS, baja variabilidad de la FC, ritmos ventriculares complejos u ondas T alternantes.

4. Valoración funcional durante el ejercicio

V02 máx. (ml/kg por min <10-14), cociente volumen de ventilación por minuto por ventilación de CO_2 elevado, prueba de la marcha durante seis minutos baja.

5. Pruebas sanguíneas

BNP elevado, elevación de la norepinefrina sérica, sodio sérico bajo, creatinina sérica alta, bilirrubina sérica alta, anemia, troponina sérica alta y ácido sérico alto.

6. Pruebas hemodinámicas

Función ventricular reducida, volúmenes del ventrículo izquierdo aumentados, índice cardíaco bajo. Alta presión de llenado del ventrículo derecho, patrón restrictivo del flujo de llenado mitral, función ventricular derecha reducida e índice cardiotorácico aumentado.

En general, el pronóstico de la IC es muy variable, con una mortalidad que oscila entre el 5 y el 50% anual, pero suele depender de la causa determinante y de las posibilidades terapéuticas, así como de los factores generales anteriormente descritos.

PARTICULARIDADES DE LA IC EN NUESTRO MEDIO

J. López Castro

Ourense tiene una superficie de 7.273 km² y una población cercana a los 445.000 habitantes, con una densidad de 48 habs./km² (muy inferior a la media española y gallega) y un marcado desequilibrio en su distribución, pero además presenta las siguientes peculiaridades:

• Progresivo abandono de los grupos de población pequeños a favor de los de mayor tamaño.

• La distribución por grupos etarios muestra una tendencia al envejecimiento en toda Galicia, siendo más acusada en Ourense, donde el porcentaje de población mayor de 64 años alcanza el 26%.

• Como consecuencia de este proceso de envejecimiento la pirámide de la población presenta una forma regresiva (fig. 3, página 75) y conlleva un incremento de demandas sanitarias por patologías crónicas y degenerativas, y la dispersión de este sector de la población implica que las medidas asistenciales correctoras supongan un mayor esfuerzo económico.

• La evolución de la tasa de natalidad y mortalidad (5,29 y 13,18 respectivamente, por 1.000 habs.) está produciendo un crecimiento vegetativo en continuo descenso desde la mitad de los años ochenta.

• La esperanza de vida al nacer, en nuestro medio, es de 76 años en los hombres y 84 años en mujeres.

• Datos de mortalidad característicos de un país desarrollado (predominio de enfermedades cardiovasculares y tumorales, con disminución de las de etiología infecciosa) con pequeñas desviaciones respecto al resto del Estado.

Respecto a la epidemiología de la IC en Galicia, sabemos que es la segunda causa en número absoluto de muertes en la población general (datos del Registro de Mortalidad) tras la enfermedad cerebrovascular. Se espera que la prevalencia de la IC siga en aumento debido al progresivo envejecimiento de la población y a la mayor supervivencia de los pacientes con IAM, que constituye la causa más frecuente de IC.

En la Comunidad gallega, existen múltiples estudios:

En el INCARGAL-IC en Galicia (1998-1999) se valoraba el perfil del paciente en función del Servicio de Ingreso. En nuestra provincia el subestudio del estudio INCARGAL incluyó un total de 279 pacientes, de los cuales 142 eran mujeres y 137 varones. A modo de resumen, exponemos las conclusiones principales:

1. La hipertensión arterial es el factor de riesgo más frecuente en los pacientes de nuestro estudio (54,8%). Le siguen en frecuencia las valvulopatías (35,8%), la enfermedad pulmonar obstructiva crónica (34,1%) y la cardiopatía isquémica (33,7%).

2. Casi un tercio (30,6%) de la muestra son fumadores o han fumado en algún momento de su vida. De los fumadores, la mayoría lo son de una media de 23,49 cigarrillos por día.

3. El 25,4% de los pacientes del estudio a los que se les determinó la FE% presentaba una función sistólica deprimida (FE%<35%), mientras que algo más de la mitad (51,5%) tenían alterada la función diastólica.

4. Por sexos, los antecedentes de CI, IAM y ACV son más frecuentes en el varón (diferencias no significativas), mientras que la HTA lo es en la mujer: 66,9% de mujeres hipertensas frente a 42,3% de varones hipertensos (diferencia estadísticamente significativa). Respecto a los antecedentes de EPOC se observa que son más frecuentes en el varón (42,3%) que en la mujer (26,1%) siendo estas diferencias estadísticamente significativas.

5. El hábito tabáquico es más prevalente entre los varones (5,9% de fumadores activos) que entre las mujeres (1,4% de fumadoras activas), siendo estas diferencias estadísticamente significativas.

6. La CI, el IAM, las valvulopatías y el ACV se presentan con mayor frecuencia entre los 70-79 años y la frecuencia máxima de HTA se observa en el intervalo etario comprendido entre 80-89 años, aunque estas diferencias no son estadísticamente significativas.

La hipercolesterolemia es más frecuente en el intervalo etario entre 60-69 años (31,5% de los pacientes presentan hipercolesterolemia) siendo estadísticamente significativas estas diferencias. La EPOC es más frecuente en el intervalo etario entre 70-79 años (48,4% de los pacientes de este grupo padecen EPOC), siendo estadísticamente significativas estas diferencias.

7. El dato de presentación clínica más frecuente en los pacientes de este estudio fue la disnea (94,3%). El segundo dato clínico más frecuente fueron los edemas (47,3%).

8. Respecto al tratamiento médico de la IC en nuestra área de salud, destaca la elevada frecuencia de uso de los diuréticos tanto al ingreso (95,7% de los pacientes) como al alta (82,8% de los pacientes).

9. Por sexos, el único resultado estadísticamente significativo se halló en el uso terapéutico de la digital al ingreso, siendo más frecuente en las mujeres (60,6%) que en los varones (47,1%).

De todo esto se desprende que, salvo en la elevada utilización de digitálicos y el bajo uso de betabloqueantes, nuestra población es similar a la de otras regiones de España y en general de todo Occidente.

A continuación expongo los resultados y conclusiones principales del Estudio EPICOUR (Estudio Prospectivo de IC de

Ourense), del cual se obtuvieron datos prospectivos de calidad de vida, factores pronósticos y supervivencia de la IC en nuestro medio y es el único estudio hasta la fecha realizado íntegramente en nuestra provincia, abarcando los años 1999-2006, con una media de 58 meses de seguimiento.

La supervivencia global de los pacientes con IC a los 5 años fue de 47,9% y la supervivencia específica fue de 74,8%.

Los pacientes con una FE% entre 35-50% no presentan una supervivencia diferente de los de FE% menor del 35% o mayor del 50%.

Las CF basales, previas al ingreso III y IV de la NYHA, implican una mayor mortalidad independiente de otras variables pronósticas.

El deterioro de la función renal, medido según cifras de MDRD, creatinina y urea y la anemia, empeoran el pronóstico en términos de mayor mortalidad asociada. La hipoalbuminemia, la hiponatremia y la hiperpotasemia empeoran el pronóstico en términos de mayor mortalidad asociada.

El Índice de Castelli (CT/HDL) superior a 4,5 supone un riesgo 2,5 veces mayor de mortalidad de los enfermos con IC, estando en el límite de la significación estadística (p=0,052).

Tras 58 meses de seguimiento medio y previo ajuste por factores pronósticos conocidos, no ha habido diferencias en la supervivencia respecto al Servicio de ingreso de los pacientes con IC.

La IC produce un impacto negativo en la calidad de vida, tanto desde el punto de vista físico como psicosocial (datos obtenidos mediante el cuestionario de calidad de vida SF-36).

BUENA PRÁCTICA CLÍNICA EN EL MANEJO DIAGNÓSTICO Y TRATAMIENTO DE LA IC. ERRORES EVITABLES

J. López Castro

Tanto desde el punto de vista de Atención Primaria como de Atención Hospitalaria, podemos estructurar en dos grupos las actuaciones erróneas cuando manejamos pacientes con IC: inadecuación del enfoque diagnóstico e incorrecta estrategia terapéutica.

1. Errores en el enfoque diagnóstico

1. Incorrecta evaluación de los factores precipitantes de IC (anemia, arritmias, infecciones...).
2. Revisión poco rigurosa de causas no cardíacas antes de instaurar tratamiento: los síntomas de IC son atribuidos a EPOC, y se inicia un tratamiento inadecuado o por el contrario se interpreta la presencia de edema periférico como síntoma de IC, cuando no se encuentra una causa clara.
3. No siempre se realiza una valoración inicial de la función ventricular, ni se realiza un diagnóstico fisiopatológico (disfunción sistólica vs. IC-FSP).
4. Ocasionalmente no se evalúa de forma apropiada la presencia de isquemia concomitante.
5. Para controlar la evolución de los pacientes se emplean de forma rutinaria (y quizá excesiva) la radiología de tórax, ECG y ecocardiografía, en vez de utilizar mediciones basadas en los parámetros clínicos (clase funcional...) y en la actividad que el paciente realiza.

6. Se abusa de los estudios con Holter, lo que conduce al tratamiento injustificado de arritmias ventriculares *asintomáticas*.

2. Errores en la estrategia terapéutica

• *Errores de planteamiento terapéutico:*
1. Se inicia un tratamiento en función del diagnóstico sindrómico, sin profundizar en el diagnóstico etiológico.
2. Si no se realiza un diagnóstico fisiopatológico, puede tratarse de forma incorrecta a los pacientes con disfunción diastólica.
3. Cuando hay HTA asociada no se trata con la suficiente agresividad.

• *Errores en el tratamiento higiénico-dietético y en la planificación asistencial:*
1. La educación sanitaria y los consejos en los cambios de estilo de vida al paciente y a la familia suelen ser insuficientes.
2. No siempre se instruye a los pacientes en las medidas de tratamiento higiénico-dietéticas ni se les da a las mismas la importancia que merecen. Se infrautiliza la prescripción de ejercicio físico aeróbico moderado.
3. No se reconoce ni se aborda adecuadamente el incumplimiento terapéutico ni sus causas.
4. No se establece un seguimiento adecuado de la respuesta clínica, ni se realizan controles analíticos mensuales en pacientes con tratamiento diurético intensivo.
5. Es frecuente que los pacientes con IC grave sean enviados al Servicio de Urgencias en vez de ser enviados en los días previos a Consultas Externas para realizar prevención eficaz de las descompensaciones y evitar ingresos innecesarios. Además, muchos enfermos con IC terminal son remitidos demasiado tarde para su inclusión en programa de trasplante (ver Anexo III: Vía clínica de IC, página 84).

- *Errores en el tratamiento farmacológico:*
1. Con frecuencia se prescriben dosis inadecuadas de diuréticos en pacientes que siguen presentando síntomas de sobrecarga hídrica con dosis bajas de tales fármacos.
2. Es frecuente la prescripción de dosis subóptimas de IECA. En otras ocasiones se observan pacientes tratados con ¡2 IECA!
3. No se siguen correctamente las normas de utilización de los beta-bloqueantes (todavía existe infrautilización de los mismos): se tardan en prescribir y una vez prescritos no se titula progresivamente su dosis.
4. No se reconocen los efectos secundarios (ej. cefalea y edemas en relación con bloqueantes de canales del calcio, tos y angioedema por IECA, astenia, depresión e impotencia por beta-bloqueantes, cefalea por nitratos...) y mucho menos se advierte a los pacientes de los mismos.

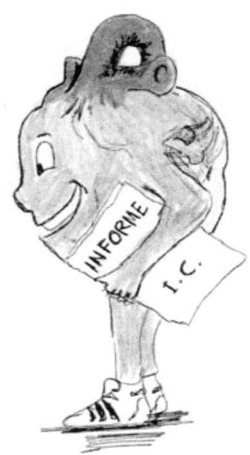

5. No se valoran las interacciones medicamentosas (ej. digoxina-antiarrítmicos: potenciación de arritmias e intoxicación digitálica; IECA-ahorradores de potasio: desarrollo de hiperpotasemia e insuficiencia renal; beta-bloqueantes-antagonistas del calcio: alteraciones de la conducción A-V, bradicardia...).

6. Se administran fármacos que agravan el estado clínico (ej. beta-agonistas inhalados, corticoides, AINE, calcioantagonistas, antidepresivos tricíclicos...) sin valorar el riesgo-beneficio de la prescripción.

7. No se inicia el tratamiento de forma suficientemente escalonada o se prescriben fármacos inadecuados en fases de descompensación (beta-bloqueantes en IC grado funcional IV).

8. A menudo no se considera la posibilidad de revascularización en pacientes con enfermedad coronaria avanzada con disfunción sistólica ventricular severa.

9. Se infravalora la indicación de tratamiento anticoagulante.

PLAN DE CUIDADOS DE ENFERMERÍA PARA PACIENTES CON IC

V. Fdez. Rguez. y M.ª J. Nieto Montesinos

El cometido de los profesionales de enfermería se centra en las respuestas del individuo y del grupo a un problema de salud real o potencial, es decir, se dedican al "diagnóstico y tratamiento de las respuestas humanas a los problemas de salud potenciales o reales" (ANA, 1995). Para llevar a cabo este cometido utilizamos el Proceso de Enfermería que consta de cinco fases entre las que se encuentra la Planificación de los Cuidados.

El plan de cuidados de enfermería comienza con una exhaustiva valoración del paciente y a partir de ahí el profesional de enfermería debe identificar el problema (diagnóstico) para instaurar un plan de cuidados que contribuya a la resolución del mismo. A continuación se describe un plan de cuidados estadarizado y amplio para el paciente con IC con la finalidad de que pueda ser adaptado a cualquier nivel asistencial. Para ello se han utilizado las taxonomías enfermeras NANDA, NIC y NOC.

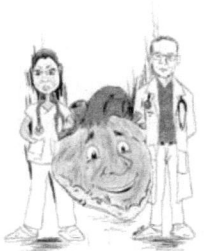

Además de los anteriores diagnósticos enfermeros los planes de cuidados incluyen las *complicaciones potenciales* más frecuentes. En su rol interdependiente, las enfermeras emplean tanto intervenciones de prescripción médica como intervenciones de prescripción enfermera para prevenir, detectar y controlar los problemas de colaboración. En el caso de la Insuficiencia cardiaca las complicaciones potenciales serían las siguientes:

- **Edema agudo de pulmón.**

NIC: Manejo de las vías aereas.

Colocar al paciente en la posición que permita que el potencial de ventilación sea el máximo posible.

Administrar aire u oxígeno humidificados.

Regular la ingesta de líquidos para optimizar el equilibrio de líquidos.

Colocar al paciente en una posición que alivie la disnea.

Vigilar el estado respiratorio y de oxigenación.

- **Infección respiratoria.**

NIC: Protección contra las infecciones.

Observar signos y síntomas de infección.

Limitar el número de visitas.

Mantener normas de asepsia para pacientes de riesgo.

Fomentar la respiración y tos profunda.

Instruir al paciente y familia acerca de los signos y síntomas de infección y cuándo informar de ello.

- **Arritmias.**

NIC:Manejo de la disrritmia.

Facilitar la realización de un ECG de 12 derivaciones.

Enseñar al paciente y familia los riesgos asociados.

Preparar al paciente y familia para los estudios de diagnóstico.

Ayudar al paciente y familia en la comprensión de las opciones de tratamiento.

Enseñar al paciente y familia las acciones y efectos secundarios de los fármacos prescritos.

Enseñar al paciente los cuidados propios asociados al uso de marcapasos, si procede.

- **Tromboembolismo pulmonar.**

NIC: Cuidados del embolismo pulmonar.

Evaluar el dolor torácico.

Observar el esquema respiratorio por si aparecen síntomas de dificultad respiratoria (disnea, taquipnea y falta de aire).

Favorecer una buena ventilación (incentivar tos y respiración profunda).

Obtener niveles de gases en sangre arteria.

Administrar anticoagulantes.

Observar si se producen efectos secundarios de los anticoagulantes.

- *Shock* **cardiogénico.**

NIC: Prevención del *shock*

Comprobar el estado circulatorio.

Obsevar si hay signos de oxigenación tisular inadecuada.

Observar si se producen signos precoces de *shock* cardiogénico.

Administrar oxígeno.

Instruir al paciente y familia acerca de los signos y síntomas del *shock* inminente.

Instruir al paciente y familia acerca de los pasos a seguir a la aparición de los síntomas.

Manejo del *shock* cardíaco

Anotar signos y síntomas de disminución del gasto cardiaco.

Observar si hay síntomas de perfusión arterial coronaria inadecuada.

Controlar el equilibrio de líquidos.

Administrar medicación prescrita (inotrópicos, diuréticos, vasodilatadores...).

ANEXO I:
RECOMENDACIONES AL PACIENTE CON IC

En general, el paciente con IC necesita un tratamiento multidisciplinar en el que sin duda la enfermería tiene un papel fundamental, sobre todo proporcionándole un plan de educación sanitaria estructurado para que el paciente y sus cuidadores adquieran las habilidades requeridas para su autocuidado. La educación sanitaria es más eficiente y efectiva cuando está planificada que cuando se hace al azar.

Las recomendaciones dadas al paciente con insuficiencia cardiaca son:

1. Dieta, alimentación

Debe evitar: añadir sal a las comidas, conservas, alimentos precocinados, aperitivos salados, embutidos, salazones y aguas minerales con alto contenido en sodio. Se recomienda tomar legumbres, frutas, verduras y pescados.

Es importante explicar las razones de estas restricciones dietéticas, ya que el tratamiento con éxito de la IC es multidisciplinario y requiere modificaciones del estilo de vida y una de las más difíciles es el ajuste dietético. Comprender la razón que se halla detrás de estas restricciones puede ayudar a establecer y mantener la motivación necesaria para instaurar y preservar las modificaciones en el estilo de vida.

Se debe intentar encontrar soluciones alternativas, cuando ello sea posible, tales como mejorar el sabor de los alimentos sustituyendo la sal por otros condimentos.

2. Fumar

Evite toda clase de tabaco. Mantenga un ambiente libre de humo, tenga presente que el humo le reducirá el oxígeno de la sangre y empeorará sus síntomas.

3. Ejercicio

Se recomienda realizar ejercicios sencillos (caminar, bicicleta, etc.) y adaptados a las circunstancias sociales, de edad y preferencias de cada persona. En general evitar ejercicios molestos o bruscos y evitar realizarlos después de las comidas y en condiciones de frío y calor extremo.

Explicar las razones para las restricciones de actividad, proporcionar información específica sobre las actividades recomendadas, enseñar al paciente a controlar su propia tolerancia a la actividad, por ejemplo, tomarse el pulso antes y después de la actividad y autocontrolar los signos y síntomas, evitar consejos vagos del tipo "tómeselo con calma", que dejan al paciente confuso e inseguro sobre qué actividades son seguras y pueden deteriorar su adaptación al cambio de estilo de vida creando así un "lisiado cardíaco", en definitiva, debemos proporcionar información específica para reducir la incertidumbre y facilitar la adaptación a los niveles recomendables de actividad.

4. Manejo de fármacos

Se recomienda tomar toda la medicación, todos los días y a la hora señalada y, por supuesto, que no tome medicamentos por su cuenta. Explicar que todos los fármacos son importantes para fortalecer el corazón, para que bombee más fuerte, para que no presente palpitaciones, ni cansancio y para disminuir los edemas.

Proporcionarle folletos con información sobre los efectos esperados, sobre la dosis, horario de administración y efectos secundarios de los fármacos que tiene que tomar habitualmente.

Remarcar la importancia de tomar las dosis a la hora prescrita. El tratamiento con éxito de la IC, con frecuencia requiere múltiples fármacos, comprender los efectos que se espera de ellos así como el motivo de tomarlos en las dosis y frecuencia indicadas por el médico puede aumentar la motivación del paciente para realizar correctamente y con exactitud el tratamiento indicado. Sugerir una cajita de pastillas marcada con las dosis y horas con el fin de disminuir la posibilidad de olvidar o equivocar una dosis.

5. Reconocimiento de síntomas

Debemos indicarle que se pese regularmente y que debe ponerse en contacto con su médico cuando aparezcan síntomas tales como: fatiga con los esfuerzos habituales, dolor torácico, palpitaciones, síncope.

Se debe pesar en la misma báscula, a la misma hora y en las mismas condiciones. Un aumento de peso de 0,5 a 0,9 kg al día o 3 kg a la semana indica retención de líquidos.

Remarcar la importancia del autocontrol de los signos y síntomas de insuficiencia creciente, tales como: inflamaciones de los tobillos o piernas, falta de aliento, taquicardia y una nueva o mayor irregularidad del pulso. La detección precoz del aumento de la insuficiencia es crucial para identificar la progresión de la enfermedad y la necesidad de seguir el régimen terapéutico. El paciente es, sin duda, quien mejor puede identificar estos sutiles cambios fisiológicos.

Planificar con el paciente y la familia un plan de cuidados de urgencia si es necesario, incluyendo las circunstancias en las que deben acudir al servicio médico de urgencias (dolor torácico grave, marcada dificultad respiratoria...), ya que el paciente con insuficiencia cardíaca tiene mayor riesgo de sufrir otras complicaciones cardiovasculares, tales como infarto de miocardio o paro cardíaco. Planificar de antemano una posible situación de urgencia aumenta la posibilidad de una acción pronta y apropiada si la situación se presenta.

Revisar con familia y paciente los cuidados de seguimiento: el médico, centro, día y hora de la siguiente visita y control. El proceso continuado de la enfermedad requiere unos cuidados de mantenimiento completos para un manejo óptimo.

Identificar conjuntamente con el paciente y la familia las conductas inadecuadas, por qué resultan perjudiciales y las consecuencias previsibles en caso de mantenerlas, ya que el no cumplimiento del régimen terapéutico prescrito puede tener serias repercusiones de salud. La pronta identificación de un posible problema incrementa las posibilidades de resolverlo con éxito. Diseñar un plan realista para incluir, hasta donde sea posible, el régimen terapéutico en las actividades de la vida diaria, procurando que las modificaciones sean las mínimas posibles y/o introducirlas de manera progresiva. Derivar a los servicios sociales para valorar las posibles ayudas institucionales o sociales disponibles en caso de que sea necesario.

Remarcar la gravedad de la IC y la importancia del autocuidado. Usar la propia clínica del paciente para ilustrar cómo el no seguimiento del tratamiento afecta a su salud y remarcar los efectos positivos de su cumplimiento. La incredulidad en la gravedad de la enfermedad es uno de los factores asociados al no seguimiento del tratamiento prescrito. Los ejemplos que incorporan las experiencias personales son más relevantes y efectivos para hacer que los puntos tratados dejen de ser "letra muerta".

BIBLIOGRAFÍA

1. Barrios Alonso V, Peña Pérez G, González Juanatey JR, Alegría Ezquerra E, Lozano Vidal JV, Llisterri Caro JL, et al. Hipertensión arterial e IC en las consultas de atención primaria y de cardiología en España. Rev Clin Esp 2003; 203: 334-42.

2. Chen HM, Clark AP. Sleep disturbances in people living with heart failure. J Cardiovasc Nurs. 2007; 22(3):177-85.

3. Chojnowski D. Tratamiento de la insuficiencia cardiaca sistólica. Nursing 2007; 25 (6):28-34.

4. Ehrlich JR, Nattel S, Hohnloser SH. Atrial fibrillation and congestive heart failure: specific considerations at the intersection of two common and important cardiac disease sets. J Cardiovasc Electrophysiol 2002;13:399-405.

5. Evangelista LS, Shinnick MA. What do we know about adherente and self-care? J Cardiovasc Nurs, 2008; 23 (3): 250-7.

6. Flather MD, Yusuf S, Kober L, Pfeffer M, Hall A, Murray G, et al. Long-term ACE-inhibitor therapy in patients with heart failure or left-ventricular dysfunction: a systematic overview of data from individual patients. ACE-Inhibitor Myocardial Infarction Collaborative Group. Lancet. 2000; 355:1575-81.

7. Garcia Castelo A, Muñiz Garcia J, Sesma Sanchez P, Castro Beiras A; Grupo de estudio INCARGAL. Utilización recursos diagnósticos y terapéuticos en pacientes hospitalizados por IC: influencia del servicio de ingreso (estudio INCARGAL). Rev Esp Cardiol 2003; 56(1): 49-56.

8. García M, López Sendon J.L, Navarroz F, Alonso L. Manejo de la Insuficiencia Cardiaca. En Guías de Actuación Clínica en Cardiología dirigidas a la Atención Primaria, Madrid, Sociedad Española de Cardiología; 1997. p.17-25.

9. Gonzalez-Juanatey JR, Mazon Ramos P. Bloqueo aldosterónico en la IC. Tanto por tan poco. Med Clin 2002; 118(20):779-81.

10. Granger CB, McMurray JJ, Yusuf S, Held P, Michelson EL, Olofsson B, et al. Effects of candesartan in patients with chronic heart failure and reduced left ventricular systolic function intolerant to angiotensin-converting-enzyme inhibitors:the CHARM-Alternative trial. Lancet. 2003;362:772-6.

11. Grigorian Shamagian L, Varela Román A, Virgós Lamela A, Rigueiro Veloso P, García Acuña JM y González-Juanatey JR. Evolución a largo plazo de la prescripción de fármacos en pacientes hospitalizados por IC congestiva. Influencia del patrón de disfunción. Rev Esp Cardiol. 2005; 58(4):381-8.

12. Hunt SA, Abraham WT, Chin MH, et al. ACC/AHA 2005 guideline update for the diagnosis and management of chronic heart failure inthe adult-summary article: a report of the American College of Cardiology/American Heart Association Task Force on Practice Guidelines (Writing Committee to Update the 2001 Guidelines for the Evaluation and Management of Heart Failure). J Am Coll Cardiol2005; 46:1116-43.

13. Jessup M, Brozena S. Heart failure. N Engl J Med 2003; 348: 2007-18.

14. Johnson M, Maas M, Moorhead S, editoras.Clasificación de Resultados de Enfermería (NOC). 2.ª ed. Madrid: Harcourt; 2002.

15. López Castro J. La IC (I): epidemiología y abordaje diagnóstico. Arch Med [Revista on-line] 2005 [Acceso 23 noviembre 2006]; 1(1). Disponible en: http://archivosdemedicina.com/files/1/webpgs/insufcardiaca.html

16. López Castro J. Características clínico-epidemiológicas y pronóstico de la insuficiencia cardiaca en una cohorte de la Comunidad Gallega: un estudio prospectivo. [Tesis Doctoral]. Santiago de Compostela: Servicio de Publicaciones e Intercambio Científico, Universidad de Santiago; 2008.

17. López Castro J, Pérez de Juan Romero M, de Toro Santos M, Gayoso Diz P, González Juanatey JR. Estudio epidemiológico y clínico de la IC según género y grupo etario en la provincia de Ourense (cohorte de la comunidad gallega). Arch Med [Revista online] 2005 [acceso 23 noviembre 2006]; 4(1).Disponible en: http://archivosdemedicina.com/files/1/pdf/insuficienciacardiaca1-1.pdf.

18. Majundar SR, Mc Alister FA, Cree M, Chang WWC, Packer M, Armstrom PW. High- versus low-dose angiotensin converting enzyme inhibitor therapy in the treatment of heart failure: an economic analysis of the Assessment of Treatment with Lisinopril and Survival (ATLAS) trial. Am J Manag Care. 2003 Jun;9(6):417-24.

19. McCloskey JC, Bulechkey GM, editoras. Clasificación de Intervenciones de Enfermería (NIC). 3.ª ed. Madrid: Elsevier; 2003.

20. McKee PH, Castelli WP, McNamara PM, Kannel WB. The natural history of congestive heart failure. The Framingham Study. N Engl J Med 1971; 285:1441-6.

21. McMurray JJ, Ostergren J, Swedberg K, Granger CB, Held P, Michelson EL, et al. Effects of candesartan in patients with chronic heart failure and reduced left-ventricular systolic function taking angiotensin-converting-enzyme inhibitors: the CHARM-Added trial. Lancet. 2003;362:767-71.

22. NANDA Internacional. Diagnósticos enfermeros: definición y clasificación 2007-2008. Madrid: Elsevier; 2008.

23. Nieminen MS, Bohm M, Cowie MR, et al. Executive summary of the guidelines on the diagnosis and treatment of acute heart failure: the Task Force on Acute Heart Failure of the European Society of Cardiology. Eur Heart J 2005; 26:384-416.

24. Nieto Montesinos MJ, García Fernández Y, Atrio Padrón M.E. Plan de cuidados a pacientes con insuficiencia cardíaca congestiva (ICC). Rev Enferm Cardiol 2004;31:23-5.

25. Otero-Raviña F, Grigorian-Shamagian L, Fransi-Galiana L, Názara-Otero C, Fernández-Villaverde JM, del Álamo-Alonso A, et

al (en representación de los investigadores del estudio GALICAP). Estudio gallego de IC en atención primaria (estudio GALICAP). Rev Esp Cardiol 2007; 60: 373-83.

26. Pitt B, Williams G, Remme W, et al. The EPHESUS trial: Eplerenone in patients with heart failure due to systolic dysfunction complicating acute myocardial infarction: Eplerenone Post-AMI Heart Failure Efficacy and Survival Study. Cardiovasc Drugs Ther. 2001; 15:79-87.

27. Pitt B, Zannad F, Remme WJ, et al, for the Randomized Aldactone Evaluation Study Investigators RALES. The effect of spironolactone on morbidity and mortality in patients with severe heart failure. N Engl J Med.1999;341:709-717.

28. Sáinz, I., Rehabilitación cardiaca en el fallo cardiaco en Anguita Sánchez, M (coord.). Manual de insuficiencia cardiaca, Sociedad Española de Cardiología; 2003. p. 232-55.

29. Seskevich J, Gubert H, Charles A, Cufee MS. Ayudar a los pacientes con insuficiencia cardiaca a controlar el estrés. Nursing 2007; 25 (10):56.

30. Singh SN, Fletcher RD, Fisher SG, et al. Amiodarone in patients with congestive heart failure and asymptomatic ventricular arrhythmia. Survival Trial of Antiarrhythmic Therapy in Congestive Heart Failure. N Engl J Med 1995;333:77-82.

31. Swedberg K, Cleland J, Dargie H, et al. Guidelines for the diagnosis and treatment of chronic heart failure: executive summary (update2005): the Task Force for the Diagnosis and Treatment of Chronic Heart Failure of the European Society of Cardiology. Eur Heart J 2005; 26:1115-40.

32. The effect of digoxin on mortality and morbidity in patients with heart failure.The Digitalis Investigation Group. N Engl J Med. 1997;336:525-33.

33. Willenheimer R, van Veldhuisen DJ, Silke B, et al. Effect on survival and hospitalization of initiating treatment for chronic heart failure with bisoprolol followed by enalapril, as compared with the opposite sequence: results of the randomized Cardiac Insufficiency Bisoprolol Study (CIBIS) III. Circulation 2005;112:2426-35.

ANEXO:
ILUSTRACIONES A COLOR

Tabla I. Perfil clínico del paciente con IC según tipo de disfunción predominante

Características	Disfunción sistólica	Disfunción diastólica
Etiología	EC (IAM), MCD	HTA-HVI, DM, EC, MCH
Sexo	Varón > mujer	Mujer > varón
Edad	50-70 años	>70 años
Clínica	Clínica congestiva	Comorbilidad
Exploración física	Soplo IM, S3	S4 (4º ruido)
ECG	Necrosis, isquemia, BRI	HVI
Radiología	Cardiomegalia	Mínima o ausente
Ecocardiografía	FE%< 40-45%	FE% preservada. Datos de disfunción diastólica

Tabla II. Sensibilidad, especificidad y valores predictivos de los datos clínicos en pacientes con IC.

Datos clínicos	Sensibilidad (%)	Especificidad (%)	VPP (%)	VPN (%)
Disnea de esfuerzo	100	17	18	100
Ortopnea	22	74	14	83
Disnea paroxística nocturna	39	80	27	87
Historia de infarto de miocardio	59	86	44	92
Historia de edemas	49	47	15	83
Ingurgitación yugular	17	98	64	86
Crepitantes pulmonares	29	77	19	85
Ritmo de galope	24	99	77	87
Edemas en la exploración	20	86	21	85

VPN: Valor Predictivo Negativo. VPP: Valor Predictivo Positivo.   Tomada de Davie *et al.*

Tabla III. Criterios diagnósticos de IC

Criterios diagnósticos de IC (Framingham)	
Criterios mayores	Criterios menores
Disnea paroxística nocturna	Edemas de miembros inferiores
Ingurgitación yugular	Tos nocturna
Crepitantes bibasales	Disnea de esfuerzo
Cardiomegalia	Hepatomegalia
Edema agudo de pulmón	Derrame pleural
Tercer tono	Taquicardia (>120 latidos/minuto)
Aumento de la presión venosa	Pérdida de peso > 4,5 Kg con
Reflujo hépato-yugular	tratamiento

Tabla IV. Factores precipitantes de IC

FACTORES PRECIPITANTES	
• Reducción del tratamiento	• Endocrinopatías (tiroides,
• Consumo excesivo de sal	diabetes)
• Consumo de alcohol	• Infección aguda
• Taquiarritmia aguda	• Anemia
• Isquemia	• Insuficiencia renal
• Hipertensión arterial	• Tromboembolismo pulmonar
• Stress físico y psíquico	• Fármacos

Tabla V. Fármacos a evitar en IC

AINES	Retención de sal/Disfunción renal
VERAPAMILO/ DILTIAZEM	Disminuyen contractilidad en D. sistólica
ANTIDEP. TRICICLICOS	Arritmias ventriculares
CORTICOIDES	Retención de sal
LITIO	Retención de agua, hiponatremia
ANTIARRITMICOS	Efectos cardiopresores y arritmogénicos
TIAZOLINDIONAS	Retención hidrosalina

Tabla VI. Fármacos más utilizados en IC y grado de evidencia

FÁRMACO	INDICACIÓN	GRADO EVIDENCIA
IECA	Todos los pacientes	A
ARA II	Intolerancia a IECA Alternativa a IECA Añadido a IECA	A B B
β - BLOQUEANTE	Todos los pacientes	A
ANTAGONISTAS DE ALDOSTERONA	Todos los pacientes Grado III-IV*	B
DIURÉTICOS	Retención hidrosalina	B
NITRATOS	Angina,	–
DIGOXINA	Control de FA en la IC Añadida a Iecas, β - bloqueantes	B
ANTICOAGULACIÓN	IC en fibrilación auricular	A
A ACETILSALICÍLICO	Cardiopatía isquémica	

* También los pacientes en CF II, con disfunción sistólica tras IAM

Tabla VII. Titulación de dosis de IECA en IC

IECAS de uso en IC	DOSIS INICIO	DOSIS FINAL
CAPTOPRIL	6.25 mg 3 veces/día	50 mg 3 veces/día
ENALAPRIL	2.5 mg 2 veces/día	10 mg 2 veces/día
LISINOPRIL	2.5 mg Diaria	20 mg Diaria
RAMIPRIL	2.5 mg 1-2 veces/día	5 mg 2 veces/día
QUINAPRIL	2.5 mg 2 veces/día	20 mg 2 ves día
PERINDOPRIL	2.0 mg Diaria	8-16 mg Diaria
TRANDOLAPRIL	0.5 mg Diaria	4 mg Diaria

Tabla VIII. Titulación de dosis de ARAII en IC

ARA II de uso en IC	DOSIS DE INICIO	DOSIS FINAL
LOSARTÁN	12.5 mg Diaria	100 mg Diaria
CANDESARTAN	4 mg Diaria	32 mg Diaria
VALSARTAN	80 mg Diaria	160 mg Diaria

Tabla IX. Diuréticos: observaciones en IC

Diuréticos: consideraciones prácticas

- Indicados cuando existe retención hídrica
- No utilizar como monoterapia. Asociar a IECA y/o β bloqueantes
- Iniciar y ajustar dosis según necesidades
- Enseñar al paciente a ajustar dosis según peso y/o edemas
- Controles analíticos con Cl, K$^+$ y Na$^+$
- Son causas de ineficacia el uso concomitante de AINES, las dosis bajas y la hiponatremia
- *En caso de resistencia*:
  1. Descartar el incumplimiento, la toma de sal, uso de fármacos que retienen sal, insuficiencia renal.
  2. Asociar diuréticos de asa a tiazidas, metolazona, o espironolactona
  3. Aumentar la dosis
  4. Restringir líquidos y sal.
  5. Si no hay respuesta derivación al hospital/Consulta de IC

Tabla X. IC con disfunción sistólica y elección del tratamiento farmacológico

	IECA	ARA II	Diurético	BB	A. Aldosterona	Digital
I DVA	Indicado	Si intolerancia a IECA	No indicado	En post-IAM	Post-IAM reciente	Con FA
II	Indicado	Indicado con o sin IECA	Si retención hídrica	Indicado	Post-IAM reciente	Con FA y si no hay mejoría
III	Indicado	Indicado con o sin IECA	Indicado	Indicado	Indicado	Indicado
IV	Indicado	Indicado con o sin IECA	Indicado en combinacion	Indicado	Indicado	Indicado

**Tabla XI. Riesgos de mortalidad según regresión de Cox.
Estudio EPICOUR**

	p	Riesgo (HR)	IC al 95%
Edad	0,05	1,02	[1,001 a 1,042]
Sexo varon	0,603	1,11	[0,740 a 1,681]
FE >50 %	-	---	---------
FE 35-50 %	0,917	0,97	[0,611 a 1,56]
FE < 35%	0,248	1,39	[0,79 a 2,46]
K$^+$	0,000	1,79	[1,30 a 2,48]
Na$^+$	0,005	0,93	[0,88 a 0,97]
MDRD	0,026	0,98	[0,977 a 0,998]
Albúmina	0,039	0,59	[0,36 a 0,97]
Hgb	0,190	0,93	[0,84 a 1,03]
NYHA I	-	---	---------
NYHA II	0,894	1,03	[0,64 a 1,66]
NYHA III	0,179	1,56	[0,81 a 3,003]
NYHA IV	0,000	5,37	[2,13 a 13,52]

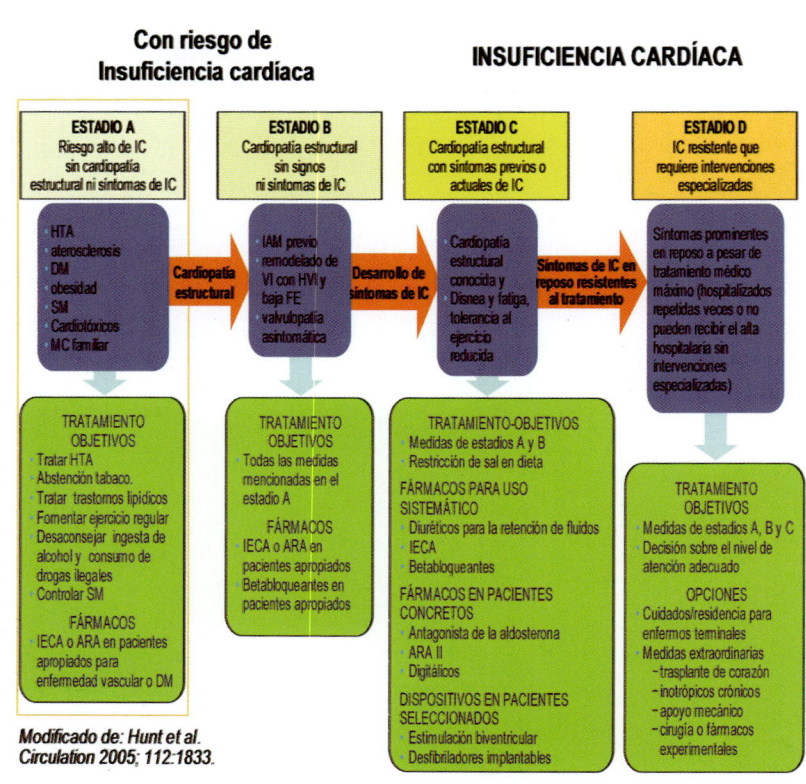

Fig. 1. Estadios de la IC.

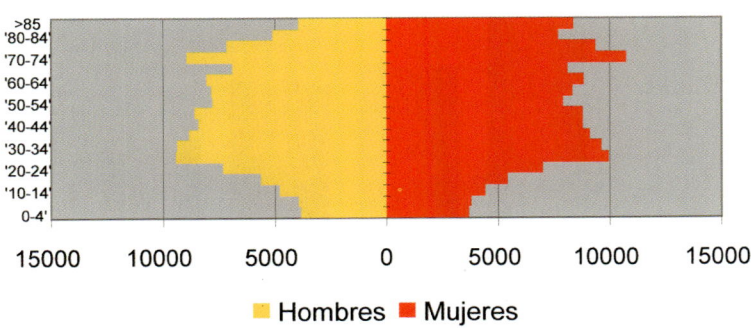

Fig. 2. Pirámide poblacional del Área de Salud del CHOU.

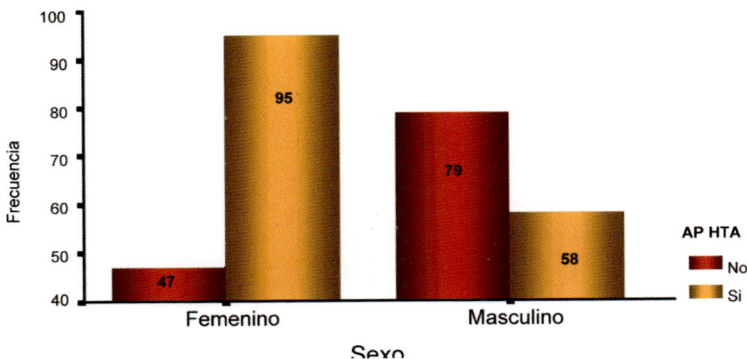

Fig. 3. Antecedentes de HTA (Subestudio de Ourense, INCARGAL).

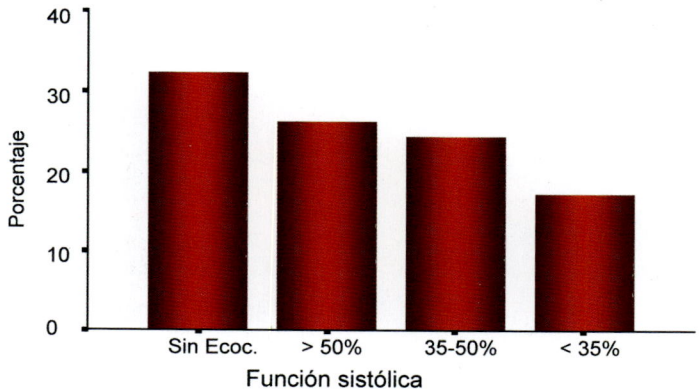

Fig. 4. Función sistólica (Subestudio de Ourense, INCARGAL).

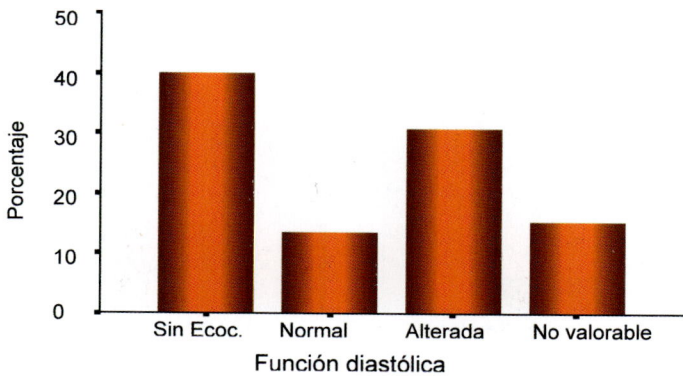

Fig. 5. Función diastólica (Subestudio de Ourense, INCARGAL).

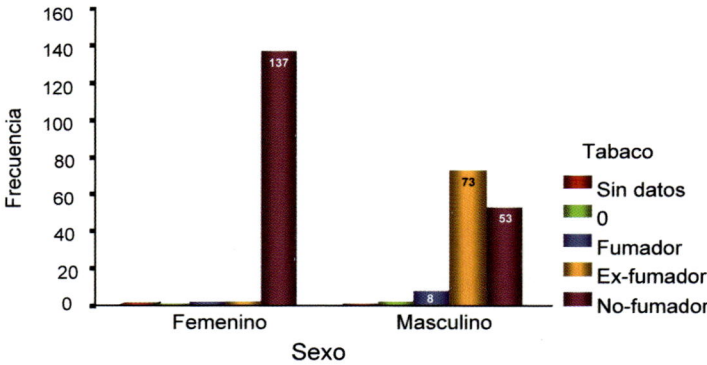

Fig. 6. Antecedentes de tabaquismo (Subestudio de Ourense, INCARGAL).

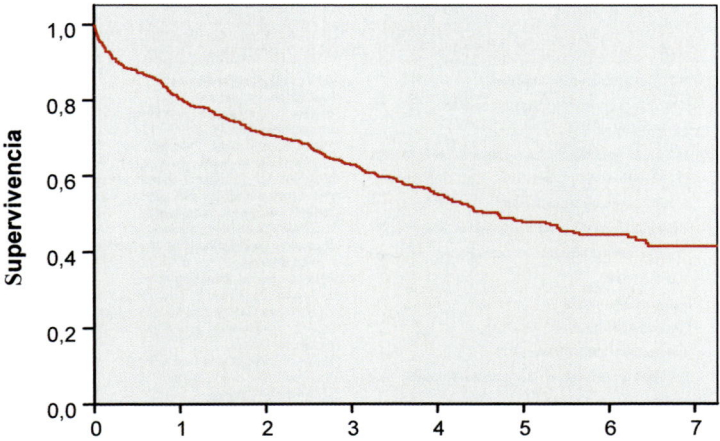

Fig. 7. Tiempo de supervivencia en años.

Diagnóstico de enfermería: Conocimientos deficientes relacionado con nuevo estado de salud.

NOC: Conocimiento: proceso de la enfermedad.	NIC: Enseñanza proceso de enfermedad.
Descripción del proceso de la enfermedad.	Evaluar el nivel actual de conocimientos relacionado con el proceso de enfermedad.
Descripción de la causa o factores contribuyentes.	Describir signos/síntomas comunes.
Descripción de los factores de riesgo.	Evitar las promesas tranquilizadoras vacías.
Descripción de los efectos de la enfermedad.	Proporcionar información a la familia acerca de los progresos del paciente.
Descripción de los signos y síntomas.	Comentar los cambios en el estilo de vida que puedan ser necesarios para evitar futuras complicaciones. (ANEXO)
Descripción del curso habitual de la enfermedad.	Describir las posibles complicaciones crónicas.
Descripción de medidas para minimizar la progresión de la enfermedad.	Instruir sobre las medidas para prevenir/minimizarlos efectos secundarios de la enfermedad.
Descripción de los signos y síntomas de las complicaciones.	Enseñar medidas para prevenir/minimizar síntomas.
Descripción de las precauciones para prevenir complicaciones.	Instruir al paciente sobre cuáles son los signos y síntomas de los que debe informarse al cuidador.

Diagnóstico de enfermería: Intolerancia a la actividad relacionado con desequilibrio entre el aporte y la demanda de oxígeno.

NOC:Tolerancia a la actividad	NIC: Cuidados cardiacos
(De gravemente comprometido a No comprometido)	Evaluar dolor toracico.
Saturación de oxígeno en respuesta a la actividad.	Realizar valoración exhaustiva de la circulación periferica.
FC en respuesta a la actividad.	Tomar nota de signos y sintomas significativos de disminución del GC.
FR en respuesta a la actividad.	Observar signos vitales con frecuencia.
Esfuerzo respiratorio en respuesta a la actividad.	Monitorizar estado cardiovascular.
Presión arterial sistólica y diastolica en respuesta a la actividad.	Controlar el estado respiratorio. Controlar equilibrio de liquidos. Reconocer la presencia de alteraciones de la presión arterial.
Paso al caminar.	Vigilar la respuesta al tratamiento.
Distancia de caminata.	Instruir al paciente y a la familia sobre la limitación y la progesión de las actividades.
Tolerancia a subir escalera.	Establecer ejercicios y periodos de descanso para evitar fatiga.
Facilidad para realizar las actividades de la vida diaria.	Observar tolerancia a la actividad. Observar si hay disnea, fatiga, disnea, taquipnea y ortopnea.
Habilidad para hablar durante el ejercicio.	Promover disminución de estrés. Establecer relación de apoyo. Vigilar la respuesta cardiorrespiratoria a la actividad.

Diagnóstico de enfermería: Exceso de volumen de líquidos relacionado con proceso patológico.

NOC: Equilibrio hídrico.	**NIC: Monitorización de líquidos.**
Presión arterial.	Vigilar el peso.
Pulsos perifericos.	Vigilar y registrar de forma precisa ingresos y egresos.
Entradas y salidas equilibradas.	Vigilar presión sanguínea, FC y estado de la respiración.
Peso corporal estable.	Observar las mucosas, la turgencia de la piel y la sed.
Ruidos respiratorios patológicos.	Observar si las venas del cuello están distendidas, si hay crepitación pulmonar, edema periferico y ganancia de peso.
Ascitis.	Observar si hay signos/síntomas de ascitis.
Distensión de las venas del cuello.	Restringir y repartir la ingesta de líquido.
Edema periférico.	Adminsitrar diuréticos cuando esté prescrito.

Diagnóstico de enfermería: Deterioro del patron de sueño relacionado con disnea nocturna, ansiedad.

NOC: Sueño	**NIC: Mejorar el sueño.**
Horas de sueño.	Observar/registrar el esquema y número de horas de sueño.
Patron del sueño.	Comprobar el esquema de sueño de sueño y observar las circunstancias físicasy/o psicológicas que interrumpen el sueño.
Calidad del sueño.	Enseñar a controlar las pautas de sueño.
Hábito de sueño.	Ajustar el ambiente para favorecer el sueño.
Duerme toda la noche.	Ayudar a eliminar las situaciones estresantes antes de irse a la cama.
Sensacion de rejuvenecimiento después del sueño.	

Diagnótico de enfermería: Riesgo de deterioro de la integridad cutánea relacionado con presencia de edemas.

NOC: Integridad tisular: piel y mucosas.

Temperatura de la piel.

Sensibilidad.

Elasticidad.

Hidratación.

Perfusión tisular.

Piel intacta.

Lesiones cutáneas.

Eritema.

Palidez.

Necrosis.

NIC: Prevención de úlceras por presión.
Utilizar una herramienta de riesgo establecida para valorar los factores de riesgo (Escala de Braden)
Registrar el estado de la piel durante el ingreso a diario.
Vigilar estrechamente cualquier zona enrojecida.
Eliminar la humedad excesiva.
Cambios posturales.
Inspeccionar la piel de las prominencias oseas demás puntos de presión al menos una vez al día.
Colocar al paciente con almohadas para elevar los puntos de presión.

NIC: Vigilancia de la piel
Observar su color, calor, pulsos, textura y si hay inflamación, edema y ulceraciones en las extremidades.
Tomar nota de los cambios en la piel.
Instruir a la familia acerca de los signos de pérdida de integridad de la piel.

Diagnóstico de enfermerría: Ansiedad relacionado con cambios en el estado de salud, amenaza de muerte.

NOC: Nivel de ansiedad.

Dsasosiego.

Impaciencia.

Dificultades de concentración.

Ansiedad verbalizada.

Trastorno de los patrones del sueño.

Indecisión.

Dificultades para resolver problemas.

NIC: Disminución de la ansiedad.

Explicar todos los procedimientos, incluyendo las posibles sensaciones que se han de experimentar durante el procedimiento.

Proporcionar información objetiva.

Crear un ambiente que facilite la confianza.

Animar a la manifestación de sentimientos, percepciones y miedos.

Instruir al paciente sobre el uso de técnicas de relajación.

Observar si hay signos verbales o no verbales de ansiedad.

VÍA CLÍNICA DE INSUFICIENCIA CARDÍACA

Insuficiencia cardíaca: S. de Urgencias Hospitalarias.

Criterios de calidad

Traslado inmediato
Trato correcto
Posición semisentada

Correcta identificación
Tramitar citas < 48h.
Hª previa en 15 min.
Ambulancia <30 min.
Camas < 30 min.

Seguir GPC
Identificar alto riesgo:
Asistencia inmediata
ECG-Rx Tórax-gases-analítica

Protocolos de ingreso
según GPC
Observación < 24 horas

Según GPC

Informe pormenorizado
incorporado a Hª C
Incluir gestión de Citas

Procesos

Recepción
Traslado Área Asistencial

Registro datos

Clasificación Pacientes

RCP-Emergencias Prioridad I

Consultas
(Prioridad II-III)

OBSERVACIÓN
Evaluación inicial
Diagnóstico provisional

Procedimientos
diagnósticos

Medidas terapéuticas

Ingreso - Alta

HADO

Hospitalización
Área médica

Consulta Ext. de Cardiología /
Med. Interna

Médico de Familia

Celadores

Personal Admisión

Médico / Enfermera
Triaje

Médico y enfermera
de Urgencias

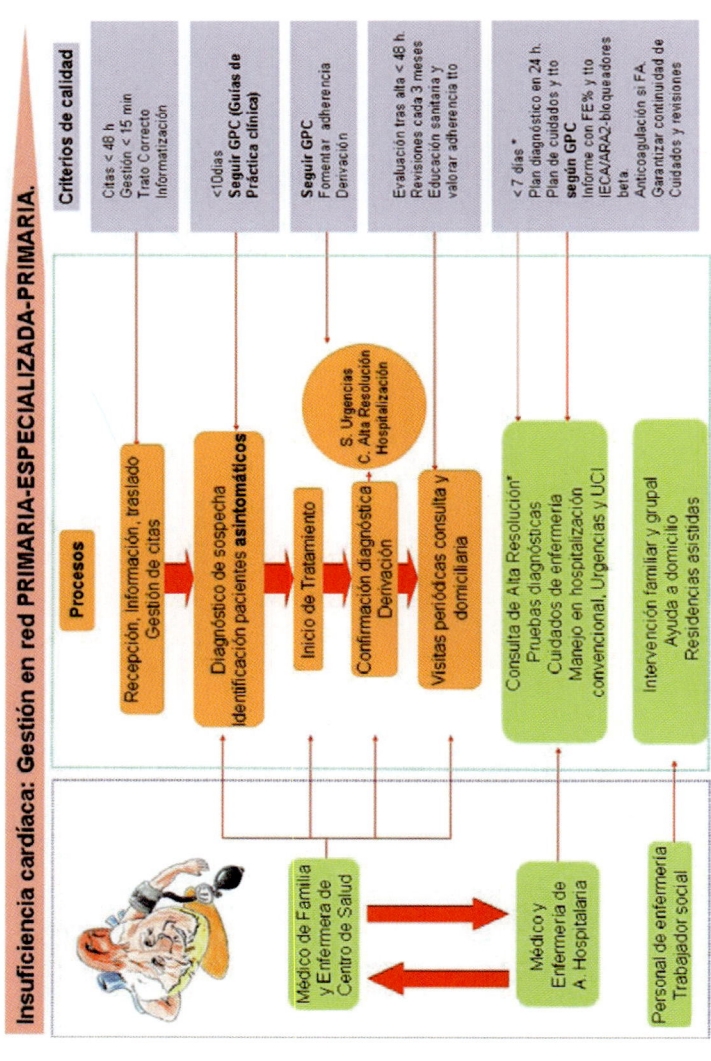

Insuficiencia cardíaca: Gestión en red PRIMARIA-ESPECIALIZADA-PRIMARIA.

Criterios de calidad

Citas < 48 h
Gestión < 15 min
Trato Correcto
Informatización

<10días
Seguir GPC (Guías de Práctica clínica)

Seguir GPC
Fomentar adherencia
Derivación

Evaluación tras alta < 48 h.
Revisiones cada 3 meses
Educación sanitaria y
valorar adherencia tto

< 7 días *
Plan diagnóstico en 24 h.
Plan de cuidados y tto
según GPC
Informe con FE% y tto
IECA/ARA2-bloqueadores
beta.
Anticoagulación si FA.
Garantizar continuidad de
Cuidados y revisiones

Procesos

Recepción, Información, traslado
Gestión de citas

Diagnóstico de sospecha
Identificación pacientes asintomáticos

Inicio de Tratamiento

Confirmación diagnóstica
Derivación

Visitas periódicas consulta y
domiciliaria

S. Urgencias
C. Alta Resolución
Hospitalización

Consulta de Alta Resolución*
Pruebas diagnósticas
Cuidados de enfermería
Manejo en hospitalización
convencional, Urgencias y UCI

Intervención familiar y grupal
Ayuda a domicilio
Residencias asistidas

Médico de Familia
y Enfermería de
Centro de Salud

Médico y
Enfermería de
A. Hospitalaria

Personal de enfermería
Trabajador social

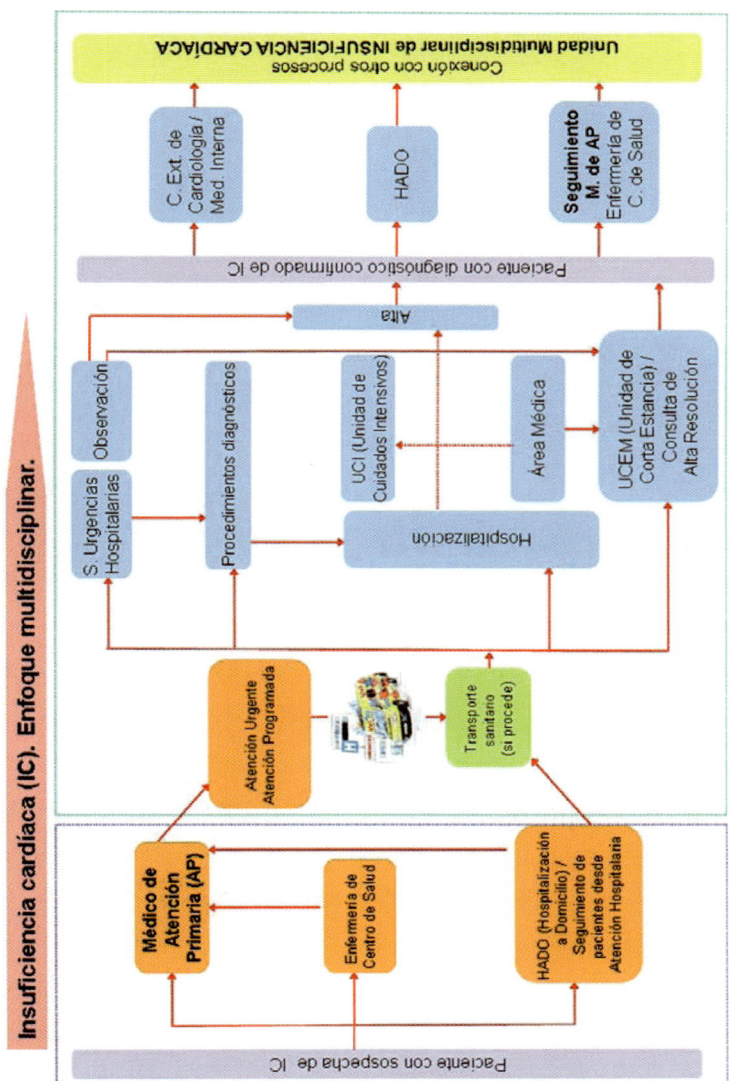

Insuficiencia cardíaca (IC). Enfoque multidisciplinar.